サバイバルする皮膚

思考する臓器の7億年史

傳田光洋
Denda Mitsuhiro

河出新書
030

目次

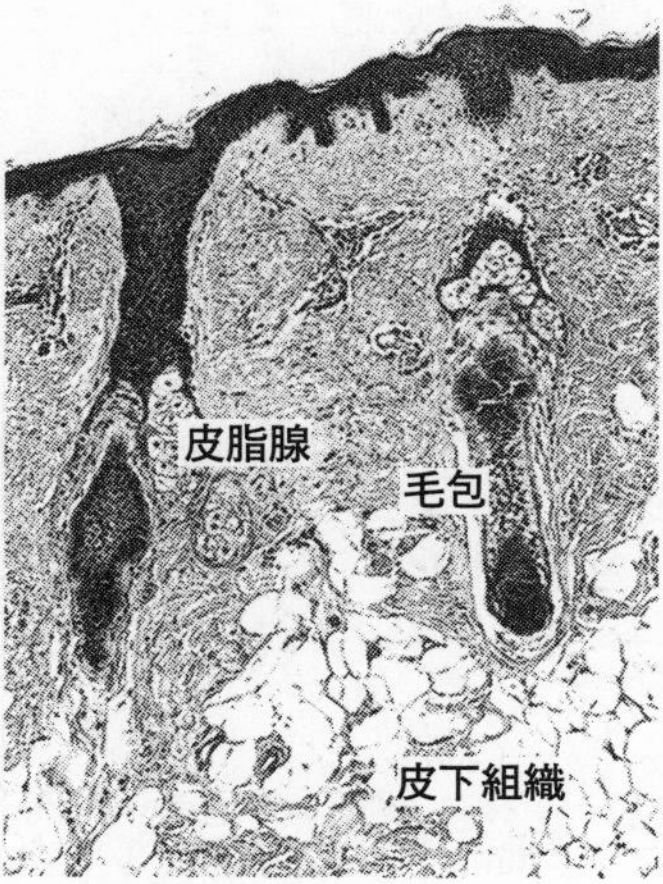

皮膚の断面図

はじめに

人間という動物は他の生き物に比べて異様だ。ちょっとした巣を作る動物はいる。言葉でコミュニケーションする動物も珍しくはない。しかし現代の人間は巨大な都市を造り、音速を超えるスピードで移動し、言葉から文字、さらにインターネットにより視聴覚情報を世界で共有できる。こんな生き物は、地球の歴史をふり返っても、人間という、たった一種の動物だけだ。

ぼくは30年ほど皮膚の研究を続けてきた。その中で、人間の皮膚が持つ、様々な能力を見つけてきた。そして今、人間という前代未聞の動物が生まれ栄えてきたのは、その皮膚のためではないかと考え始めている。

人間の皮膚は、とても変わっている。異常な皮膚と言ってもいい。鏡の中、職場や通勤電車の中で見る皮膚は人間の皮膚だ。ふだんから見慣れているので「何が変なんだ？」と思われるかもしれない。

では動物園に行こう。ライオンもパンダも全身にみっしり毛が生えている。ゾウ、サイ、カバは毛が少ないが、見るからに薄い人間の皮膚に比べて、とても分厚そうだ。実際、彼らの皮膚は数センチの厚みがあり、せいぜい数ミリの人間の皮膚に比べて、とても厚い。

ワニやトカゲ、ヘビのような爬虫類も見に行こう。彼らの皮膚はウロコで覆われている。ワニの皮は硬そうだ。実際、ハンドバッグなんかに加工されている。カメに至ってはウロコで覆われた身体をさらにコウラで防御している。

ペンギンやフラミンゴ、フクロウといった鳥を眺めると、全身が羽毛で覆われている。彼らの脚を見るとウロコが見える。最近の説では、鳥類は、爬虫類である恐竜の子孫だという。

哺乳類の中でも、いや、霊長類と呼ばれるサル、さらにその中で人間に近いとされる類人猿、ゴリラやチンパンジーと比べても、人間の皮膚は特異だ。体毛がほとんど無く、皮膚の表面は環境に、外の世界に直接さらされている。人間が体毛を失ったのは120万年ほど前だと考えられている。体毛を失った人間の祖先は、環境に、外の世界に直接、皮膚を触れさせた。

この特異な皮膚を持ったために、人間の脳も他の動物とは異なる進化を遂げた。体毛を無くした頃から、脳が大きくなってきたのだ。その表皮と脳という二つの情報処理装置を持つことによって、人間は、他の動物にはできない創造が可能になった、とぼくは考えている。

皮膚を直接、環境に世界に接触させている人間にとって、皮膚は、世界と自身の境界、インターフェイスだ。その中でも皮膚の最表層にある0・2〜0・06ミリの厚さしかない表皮と呼ばれる組織、これが人間の命を護るバリア機能を担っている。表皮は常に更新されている。最表層で、死んだ細胞と、その隙間を埋める脂質で構築された角層（角質層）という100分の1ミリほどの厚さの膜ができるが、これは同じ厚さのプラスチック並みの水の通し難さを持つ。この角層のおかげで、ぼくたちの体内の水は流出せず生きていける。その機能も進化の過程で向上し続け、たとえば人間に近い存在であったネアンデルタール人より優れている。[1〜3]

また、外部の病原体、菌やウイルスのようなもの、これを防御するのが免疫システムだが、その最前線も皮膚、表皮にある。免疫系はまた、自己と非自己を峻別するものであると考えられている。一人の人間、それが他の人間と異なる存在であることを、はっきり示すのも表皮だ。この免疫システムも人間の進化と共により精密になってきた。免疫システムの異常で起きる痛風にかかるのは、哺乳類では、類人猿と呼ばれるゴリラ、チンパンジー、そして人間ぐらいだ。[4] そして人間の免疫システムには類人猿、ネアンデルタール人か

らさらに進化した痕跡が認められる。[5]・[6]

心理学者のクラウディア・ベンティーン博士は、17世紀まで、皮膚は、その人間を表す存在だったと主張する。それまで、たとえば体調は皮膚に現れる現象だった。東洋医学では、まだその方法論が用いられ、顔色、舌の状態を診《み》る。あるいは手首の脈動を触って診断を下す。また、日本語で「あの人は学者肌だ」「肌が合わない」などという表現は、肌――皮膚がその個人の本質につながっていることを示している。あるいは営業部に配属された新入社員に先輩が「現場に行って、お客様の気持ちを肌で感じてこい！」などと言う。

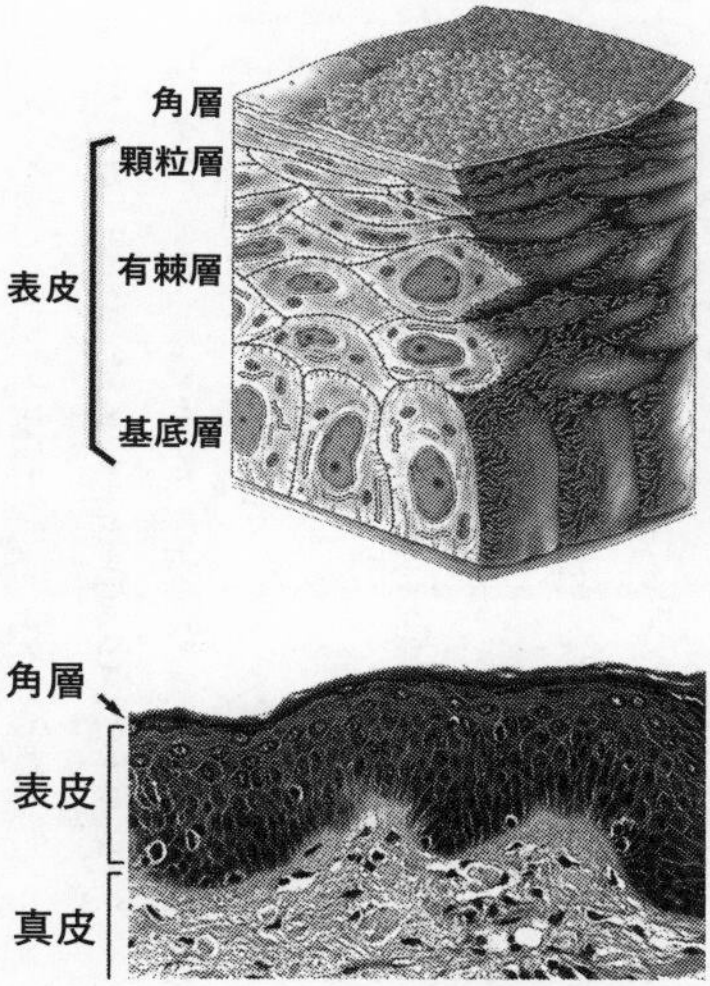

表皮の構造模式図（上）と皮膚断面顕微鏡写真（下）

しかしヨーロッパでは、18世紀になって解剖学、臨床医学の発展と共に、ぼくたちの命、生活を支えるのは身体内部の臓器であって、皮膚はただ、それらの境界に過ぎない、むしろ生命を支える臓器を覆い隠すもの、とみなされるようになったという（クラウディア・ベンティーン『皮膚：文学史・身体イメージ・境界のディスク』田邉玲子訳、法政大学出版局）。現代の英語表現でも skin-deep は「うわべだけ」という意味だし、skin game は「いかさま、インチキ」である。皮膚は、何の意味もない、むしろ大切なものを隠ぺいする、みかけだけのものに転落してしまった。

わずか30年ほど前までは、表皮は角層を形成するだけのために存在すると考えられていた。触覚を担っているのは真皮に入り込んだ神経の先端にある装置（終末装置）であり、圧力や振動、あるいは傷ついたときの痛みを感じるセンサーはそれらだけである。また、温度や酸、刺激物を感知しているのは表皮に入り込んだ神経線維（自由神経終末）であると信じられていた。そこで圧や振動、温度や刺激物が感知され、脊髄を経由して大脳皮質で知覚される。だれもがそう思って疑わなかった。

しかし、人間の表皮の役割は防御機能だけではなかった。今世紀になってから、表皮は様々な世界の出来事、温度、気圧、酸素濃度、電場、磁場、音、色、匂い分子や味分子などを感知することがわかってきた。[7] 言い換えれば表皮には、触覚、視覚、聴覚、嗅覚、味覚があるのだ。人間の皮膚は、人間が感知する様々な出来事、そのほとんどを眼や耳、鼻や舌とは別に、感知する機能を持っている。

さらに表皮には情報処理のしくみもある。情報処理とは、外から得られた膨大な情報の中から重要なものを選び出し、組み合わせ、その結果としてのメッセージを発信することだと思う。難しいのは「選び出す」作業だ。インターネットの世の中においては、情報の集積を抱える「物知り」の価値がなくなった。小学生に「構造主義について述べよ」という宿題を出しても、文章の脈絡を理解できる程度の優等生なら、検索をして、コピー&ペーストでレポートは書ける。今「頭が良い人」は、知識が豊富な人間ではなく、知識の中から、必要な情報を選別し、新しいモノの見方、考え方を提示できる人だと思う。表皮はかなり優秀なようだ。

脳では、全身からもたらされた情報、これまでの経験から得られた記憶、言い換えれば学習の成果、それらを組み合わせて、生きるためのメッセージを全身に届け、人間の行動を導く。その情報処理のプロセスの基本は単純だ。たった二つの電気的状態が基礎となっている。脳の中の神経細胞、これには「興奮」と「抑制」と呼ばれる電気的な状態がある。脳の神経細胞は、多くの経路で細胞同士が結びつけられていて、「興奮」と「抑制」が脳のあちこちで起きる。これが脳の情報処理の実態だ。

脳の細胞の「興奮」と「抑制」は受容体と呼ばれるスイッチで起きる。興奮を起こすスイッチを作動させるのはアセチルコリンとかグルタミン酸のような物質だ。抑制はガンマアミノ酪酸とかグリシンと呼ばれる物質だ。脳科学本に出てくるセロトニン、ドーパミン、メラトニンなどという物質も「興奮」「抑制」を起こす。これらの物質は情報伝達物質と呼ばれる。

今世紀の初め頃、これらの情報伝達物質、そして、それらで駆動されるスイッチ（受容体）が、ほとんど、そっくり表皮、詳しく言えば表皮を構築する細胞ケラチノサイトに存在し、ケラチノサイトにも「興奮」と「抑制」という電気状態があることがわかった。[8]

脳で情報処理がなされている場合、脳のあちこちで、時間と共に変化する電気的な動きが現れる。それらが相互作用しながら、情報処理のプロセスが進んでいると考えられている。そして表皮を構築するケラチノサイトを培養皿で育て、そこに刺激を与えると、やはり時間と共に目まぐるしく変化するパターンが観察されるのだ。この数年の間に、たとえば指先で何かを触ったとき、それがどんな形なのか、まず皮膚がある程度、識別して、その情報を脳に送っているのではないか、という研究が報告されている。[9] あるいは、表皮ケラチノサイトだけを刺激するだけで「痛い」という意識、知覚をもたらすことも証明されている。[10]

脳の役割は情報処理だけではない。処理された情報を基に、全身に指令を出す役割がある。たとえば、危険や不安にさらされてストレスを感じる。そういう場面では、じっとしている方が安全だ。エネルギーの消費も抑えておいた方がよい。そこで脳は、副腎と呼ばれる臓器にストレスホルモン、コルチゾールを合成して放出させよと命令する。血中コルチゾール量が高くなると眠くなる、だるくなる。「まあ、しばらく静かにしていろ」という意味だろう。同時に、実は免疫系が病原菌を駆除するプロセスである炎症も抑えられる。なので、たとえばアトピー性皮膚炎、花粉症など、免疫系が働きすぎた結果としての炎症などを抑えるためには、コルチゾールと似た作用を持つ「ステロイド剤」が使われる。

このコルチゾール、表皮が乾燥にさらされると、表皮でも合成、放出されるのだ。[1] 脳がストレスを感じたときも、表皮がストレス（乾燥）を感じたときも、ストレスホルモン、コルチゾールがそれぞれの場所で作られ、放出される。乾燥にさらされた表皮がコルチゾールを作るのは、乾燥に伴う炎症を抑えるためかもしれない。さらに、後で詳しく話すけど、表皮のコルチゾールは脳、情動に影響している可能性がある。

それ以外にも、脳で合成されて、全身の状態を調整するホルモンと呼ばれる物質の多くを表皮ケラチノサイトは合成できる。

たとえば、今世紀になって話題になっているオキシトシンだ。古くから知られているホルモンで、赤ちゃんがお母さんの乳首に吸い付くと、お母さんの脳から放出され、母乳を作れと指令する。あるいは、分娩のとき、それを促す陣痛促進剤として投与されるのもオキシトシンだ。

ところが、このオキシトシン、人が人を信頼する意識の働きにも関わっていることがわかった。マッサージされるとオキシトシン血中濃度は上がる。オキシトシンを静脈注射すると不安症を軽快させる。マッサージすると、その刺激が脳に伝わり、脳でオキシトシンが合成、放出されると考えられてきたが、ぼくたちは表皮もオキシトシンを合成し、刺激と共にそれが放出することを証明した[12]。そうなると、マッサージされてリラックスする、そこに関わるオキシトシンは脳から出たのか表皮から出たのかわからない。オキシトシンは化合物の名前であって、どこで作られたかは効果には関係ないのだ。

人間の皮膚は、人間が持つ感覚のすべて、眼や耳や鼻や舌で感じるもの、それ以上を感知する能力がある。そして、そこで得られた情報を処理して脳に送っている可能性がある。一方で、その情報を基に、脳が全身に命令するのと同じホルモンなどで、脳とは別に全身に皮膚が指令を送っている可能性もある。さらには、表皮の指令が脳に届いていることもありそうだ。そう考えると、表皮への刺激は、人間の意識、無意識に作用しているようだ。その結果、人間の判断、情動は、皮膚、表皮と密接なつながりがあるのだろう。いくつもの心理実験で、皮膚への軽い刺激、それが人間の判断に影響することが示されている。

この本では、まず生命が地球に現れたときから、その生命の「皮膚」がどのように進化してきたかを顧みてゆく。その過程で、変転を繰り返してきた地球で、生き物にとって、その生存のために皮膚が重要な役割を果たしてきたことがわかるだろう。そして120万年前に現れた「裸の皮膚」が人間にもたらしたもの、あるいは、その皮膚が人間を造ったことまで語ろうと思う。それは人間の未来にも光を投げかけることにつながると考える。

第1章

出現——生命を創る皮膚

生命とは何だろう

最初の生命の痕跡は40億年ほど前だと言われている。この方面の発見はいつでも議論を起こす。「それは本当に化石なのか」「鉱物の結晶など偶然の産物ではないか」「年代の測定にマチガイはないか」などなど。

一例として2017年カナダで見つかった38〜43億年前の化石だ、という論文を見てみよう[1]。原始的な生物は、まず単細胞、一つの細胞だけでできている。当然、とても小さい。そこで、古い岩石を薄くスライスして顕微鏡で見る。1ミリの十分の一ぐらいの丸い構造物が見えた。分析すると、そこには炭素が含まれていることがわかった。リンも含まれていた。あるいは酸化鉄、鉄の錆《さび》の一種だが、それでできた管状の構造物も見えた。

ここで、なぜそれが生命の痕跡だと考えられたか。そもそも生命の定義は何か、ということを説明しなければならない。

菌から人間まで、それを構成する元素は、まず炭素だ。水素、窒素も必要だが、リンも生物に共通して認められる元素で、生物が死んだ後、放出される。

この「最古の化石」についても反論が出ているのだけど、30億年以上前の化石とは、どのようなものか、その例になると思うので、「本物だ」ということにして説明を続けよう。

今、存在している最も古いタイプの生物は原核生物と呼ばれる細菌だ。リンを含む脂質

（リン脂質）でできた細胞膜があり、その中に遺伝子を持つ。脂質を作る元素は炭素と水素、酸素だ。なので、なんだか丸い構造体があり、その元素を分析して、炭素、リンが見つかると「これは太古の細菌ではないか」ということになる。

つまり、最も古い生物、最もシンプルな生物でもあるだろうが、その基本的な構造は、リン脂質でできた膜で覆われた中に遺伝子がある。それが基本だ。もちろん、その内部にはタンパク質でできた「部品」も入っている。しかし重要な点は、細胞膜で囲まれた空間であることだ。細菌の細胞膜には移動するための装置、エサを取る、あるいは排出するしくみもある。しかしどんな細菌、単細胞生物にも共通しているのは「細胞膜で囲まれた空間」だ。

ここでウイルスについても説明しよう。ウイルスは細菌より小さいものだ。ウイルスの基本は遺伝子だ。増殖もできる。細菌と異なるのは、脂質膜やタンパク質の殻で覆われているものもいるが、その中にあるのは遺伝子だけで、外からエサを取ってエネルギーにするしくみはない。ただ、他の生物にくっつき、遺伝子をその細胞の中へ送り込み、生物のシステムを利用して遺伝子のコピーを作って増えていくのだ。このウイルス、生物なのか生物じゃないのか、議論がある。自分を増やすのは生物らしい性質だ。しかしウイルスの中には結晶になるものもいる。鉱物か何かのようで、生物には思えない。

ぼくはウイルスを生物ではないと考えている。ウイルスの起源についても議論があるが、今、よく知られている仮説は、まず細菌がいて、その遺伝子からできたのではないか、という説。つまりウイルスは細菌よりシンプルなものだが、まず最初に地球上に生まれた生命は細菌であり、それが様々な動物や植物になっていく。それらすべての生物に共通しているのが、全身を膜、皮、皮膚、様々な表現はあるが、それで覆っていることである。言い換えれば空間の中で膜で仕切られた小空間、それが原初の生物の姿に思える。ウイルスも殻を持つことがあるが、それが増殖するときには殻は関係しない。

ぼくの生物の定義は「外部と物質やエネルギー、情報の交換ができる膜で覆われ、その中で、その形を維持する、さらには子孫、あるいは複製を作る機能を持つもの」だ。だからウイルスは生物ではない。その上で、地球上の生物を見渡すと、この定義から外れるものはいない。

細菌にとっての皮膚は細胞膜だ。だから生命の誕生、まず皮膚があった、と考える。

多細胞生物の出現——全身が感覚器

「最古の生命」について様々な発見と議論があるように、最古の多細胞生物、つまりふだんぼくらが目で見える大きさの複数の細胞から構成された生物、それらについても、いくつもの「発見」があって、それぞれに議論もある。今の時点でぼくが知っている「最古の多細胞生物の化石」の報告を紹介しよう。学術誌として信頼されている雑誌で報告されたものだ。

まず南アフリカの24億年前の溶岩の中に、0・5ミリほどの泡の中、糸が束ねられたような構造が見つかった。これは最古の菌類、カビやキノコなどがそのメンバーだが、それが古代の海の中の海底火山の割れ目に生息していたと考えられている[2]。

次にアフリカ西部のガボンで21億年前の地層から、0・7〜12センチほどの平たい、ぼくの主観ではキクラゲのような化石が見つかっている。細胞膜の構造は見当たらないが、細胞膜に存在するステロール様の物質の痕跡が、化学的解析で見つかっている[3]。動物に共通するのがコレステロール、植物の場合、フィトステロールだ。この論文ではそこまで区別できていないので、この化石……か、どうかも議論があるが、動物だか植物だかわからない。

明らかに多細胞生物の化石だと言えるのは、インドで発見された16億年前の紅藻、海苔に含まれることもある赤褐色の藻の化石だ。顕微鏡による観察では、明らかに細胞がつながった筒状の構造が見えている[4]。これは多分、藻類の化石だと言ってもよさそうだ。

やがて、7億年ぐらい前に、複数の細胞からできた大きな身体を持つ動物が現れたよう

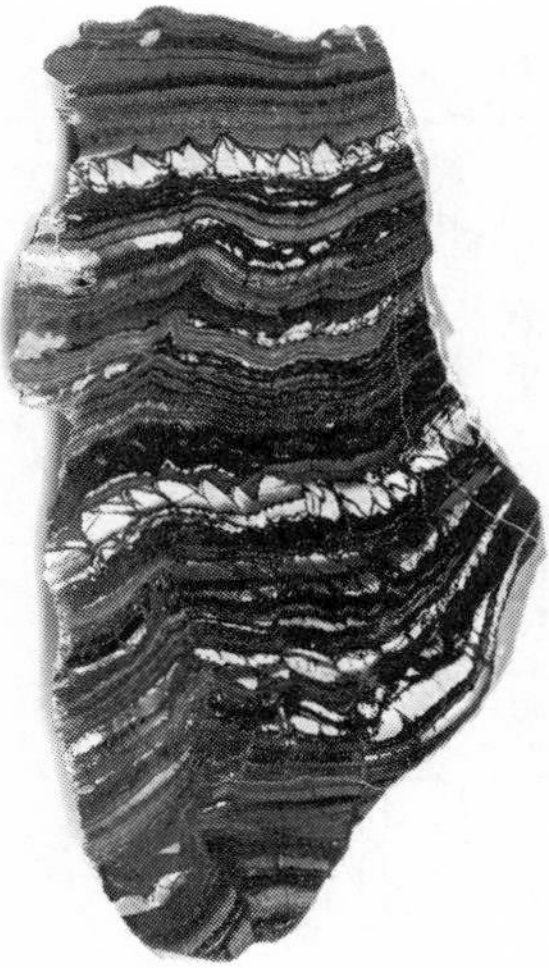

27億年前のストロマトライト

だ。そのきっかけとして、光合成する藻類の出現がある。それまでの地球には酸素が少なかった。ところがシアノバクテリアなどという光合成する生物、水と二酸化炭素で酸素を作るのだが、その光合成生物の繁栄で酸素がもたらされた。つまり酸素と水を取り込み、二酸化炭素を吐き出す現在の動物が生きる環境が整った。進化論の考え方で言い換えると、酸素と水で生きる「動物」という生き物が現れ繁栄した。

シアノバクテリアの痕跡は世界中で発見されている。ストロマトライトという縞状の模様を持つ岩石だ。海底で光合成する。酸素が出る。そのとき海水に鉄イオンが含まれていると酸化鉄、いわば錆《さび》になる。その粒子が沈殿した上で、シアノバクテリアはまた光合成を始める。また酸化鉄が沈殿する。それを繰り返して層状構造ができたものが、長い歳月——右の写真は27億年前のものだが——を経て鉄、酸化鉄、石英の結晶などが織りなす化石になる。

最古の動物化石らしきものは、2012年、アフリカ南西部、ナミビアで発見されたオタヴィア・アンティクアと名付けられた、おそらくは現生のカイメンのような「動物」であると考えられている。[5]7億6000万年前の地層から発見された。細かな孔が多く開いた破片が化石になっている。

7億年前、皮膚の原型が生まれる

やがて、およそ7億年前に、複数の細胞からできた大きな身体を持つ動物が現れたと想像される。人間の表皮の構造、特にバリア機能の維持や、皮膚の傷の修復に関わる遺伝子が7億年前にできたことが分子生物学的に証明されている。[6]多細胞動物にとって、環境と身体の境界を形作る表皮は何より最初に必要なものだっただろう。このことから、この時代に様々な多細胞動物が生まれる基礎が出来上がったと考えられる。

時代も、どんな動物だったのかも曖昧なのは、化石が残っていないからだ。殻を持つ貝、全身が殻で覆われているカニやエビの仲間、そして骨を持つ動物、それらは化石として跡を残す。しかしクラゲの跡は残りにくい。秋の砂浜を歩いていて、波打ち際に貝殻やカニ、ウニの断片が残っているのはよく見かける。でもクラゲの痕跡を見たことがありますか？細かい砂、静かな泥の上にゆっくり沈んだクラゲに、少しずつ砂や泥が被さっていく。

そういう状況でないと、やわらかな生き物の痕跡は化石として残らない。世界中で「これは動物の化石ではないか」というものが見つかっているが、それがどんな生き物だったのかはわからない。

そんな中で、どうやら原始的な動物らしい化石がまとまって見つかった。オーストラリアの南、アデレードの近くのエディアカラという名前の丘で、シマシマが見える平べったい化石などが見つかった。岩石は6億〜5億5000万年前のものだ。キノコのような菌類か、海藻のような植物か、あるいはクラゲのような動物か議論されていたが、しばらく前。動物に含まれるコレステロールの痕跡が見つかり、どうやら動物らしい、ということになった[7]。

ぼくは、7億年ぐらい前から、クラゲのようなふわふわ、ぶよぶよした生物がいたと考えている。と、いうのは、後で話すけど、5億4000万年前頃から、カンブリア大爆発と呼ばれるように、今の生物の原型になるような生物が出現している。そんなに多様な生物が急に現れるわけがない。その前に、多分、数億年の間、化石になりにくい生物が太古の海の中を漂ったりしていたと想像する。

今も生きている多細胞動物で最も簡単な構造なのは、センモウヒラムシという和名の動物だ。神経系も臓器もない。しかし表皮はある。大きくても1センチぐらいの平べったい動物で、岩や海藻に貼りついて生きている。身体の表面に表皮（上皮細胞《じょうひ》）があり、貼りついている方にはモゾモゾ動くための繊毛《せんもう》を持った上皮細胞がある。内部に消化酵素を持つ細胞がある。皮膚と消化器だけの生き物だ。遺伝子解析の結果、人間に至る様々な動物が持つ、遺伝子制御や情報伝達に関わる遺伝子情報を持っていたことがわかっている。[8] ひょっとしたら最古の多細胞動物なのかもしれないが、やわらかく薄っぺらで小さな動物なので、証拠となる化石は見つからないだろう。

現生の多細胞動物で、感覚、神経系を持つ最も古いタイプの動物はクラゲやイソギンチャクのような刺胞《しほう》動物だと考えられている。クラゲには脳はない。全身に網目状に神経ネットワークがある。水の流れや温度、酸性かアルカリ性か、獲物はいるか、そのような生存に関わることを感知する感覚システムは身体の表面にあったに違いない。情報はすべて外にあり、それを感知する機能は外に接する「皮膚」になければならない。

おそらく、この時期、様々な感覚器官、圧力や温度、光、有害な、あるいはエサのように有益な物質、分子を見分ける装置が出来上がってきたのだろう。単細胞生物の場合、その皮膚と言うべき細胞膜に、感覚機構があったのだが、多くの細胞から形作られた動物には表皮があり、その表皮に感覚機構がなければ、環境の変化を感知することができない。それらが、さらに進化の過程で、触覚や嗅覚、味覚、聴覚や視覚に進化していったと考えている。

武装するものたち――三葉虫・ウミユリ・ウニ・オウムガイ

やがて有名なカンブリア紀の大爆発、様々な動物が出現する時代が来た。でも、ぼくは、それ以前からいろんな動物がいたと考えている。この時期に起きたことは、硬い殻を持つ動物が出現したことだと思う。エビやカニ、昆虫やクモのように全身をキチン質という殻で覆った生き物たちの御先祖様。節足動物と呼ばれる。セミの抜け殻を見ると、脚先からお尻から目玉まで、その殻で覆われていたことがわかる。あるいはカニやロブスターを食べるときのことを思えば、その硬さも想像できる。スティーヴン・ジェイ・グールド博士の『ワンダフル・ライフ』（渡辺政隆訳、早川書房）がブームを巻き起こした。

その中で、有名なのは三葉虫だろう。これは世界中から化石が見つかっている。古生代と呼ばれる時代、5億4000〜2億5000万年前にだけ生きていて、その後、絶滅したので、古生代という時代を代表する動物だ。それ以外にも、様々な節足動物が現れている。彼らは殻を持っていた。だから化石として残りやすかった。化石がいろいろ出てきたので、その時代、急にいろんな動物が現れたように思われている。

しかし、この時代に登場したのは殻で覆われた節足動物だけではない。魚類の先祖とみなされている動物も、この時期、出現している。ミロクンミンギアという名前の小さな動物だ。眼があったようでもあるが、機能していたかどうかは、今、わからない。しかし、その動物には脊索、人間で言えば脊髄に相当するが、それが認められる[9]。つまり、この動物は、その後、様々な魚類になり、さらに陸に上がってサンショウウオやイモリ、カエルのような両生類、トカゲやヘビやワニやカメや恐竜のような爬虫類になり、そして鳥類と哺乳類になった。人間も含めて多くの動物の御先祖様なのだ。

ぼくは、この時代、異なる戦略を持った二つの動物の系統が出現したと考えている。一つは、すでに述べたように全身をキチン質の殻で覆い、その後、節足動物として、エビ、カニ、クモ、昆虫となって繁栄した動物たち。その他に、やはり硬い殻で全身を覆った、ウニやヒトデのような棘皮《きょくひ》動物。最初は殻を背負っていたと考えられている貝、イカ、タコなどの軟体動物だ。カンブリア紀の大爆発の時期の地層から発見された化石には、棘皮動物、軟体動物の祖先らしいものも見つかっている。

もう一つは、身体は敢えて殻で覆わず、脊索という全身を貫く神経系を持った動物で、多くの脊椎動物の先祖だ。

それぞれがそれぞれの生き方を始めてから、皮膚を主軸に考えると、独自の傾向があらわになっている。

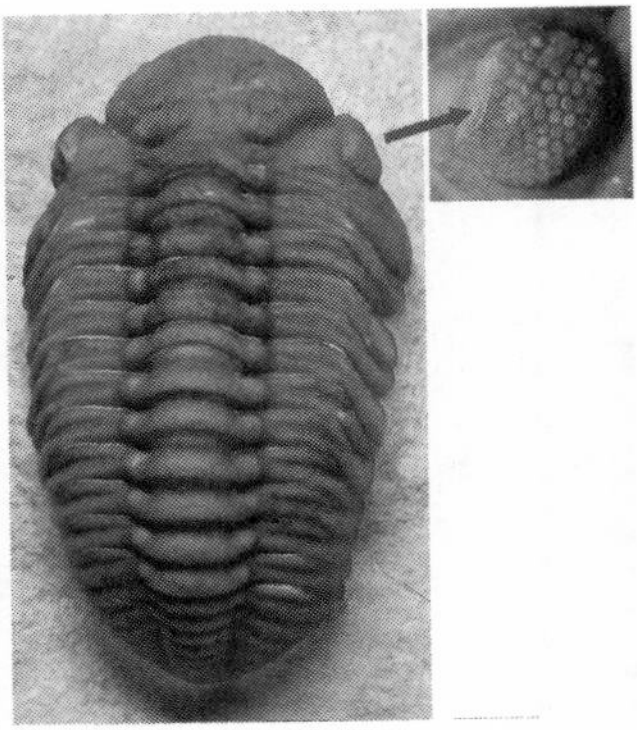
三葉虫の複眼

まず節足動物だ。全身を殻で覆った。これは皮膚感覚、身体の表面で外の出来事を感知する方法、これを放棄したことになる。その代わりに彼らが発達させたのは、視覚、眼の機能と、「触覚」を代行する「触角」だ。バッタやトンボなど昆虫では複眼という、小さな視覚装置が多く集まった機構が発達しているが、この複眼は三葉虫がすでに持っていた。さらに三葉虫は触角も持っていたことが知られていて、それらの装置で外の世界の情報を知るという戦略をとった。

それ以外に身体を硬い殻で覆った動物に、ウニやヒトデ、ナマコのような棘皮動物と、多くの貝、イカ、タコなどを含む軟体動物がいる。棘皮動物は節足動物より硬い殻、ウニの場合は棘《とげ》までついている。それらで身体を防御しているため、攻撃されることが少ないからだろう。逃げなくていいから、運動は遅い。ナマコはヌルヌルしているが、その皮膚に無数の骨片が含まれている。防弾チョッキのようなものだろうか。彼らは節足動物のような眼も持たない。ウニやヒトデは装甲の隙間から出てくる触手で外の世界と触れ合うだけだ。節足動物より重装備で、かつ外の世界とのコミュニケーション、感覚は節足動物より少ない。敵に狙われても、すばやく逃げることもない。ただ、その頑丈な防御を頼ってじっとしている。環境の変化を機敏に察する必要もなければ、それに応じて俊敏な運動をする必要もない。外からの情報を処理して判断し、運動する手間がかからないからだろう。昆虫にさえ100万個の神経細胞からできた脳があるのに、棘皮動物には脳、神経細胞の集合体がない。しかし5億年以上前に出現した棘皮動物ウミユリは古生代（5億4000～2億5000万年前）を代表する動物であり、現在でも深海に生き残っている。ウニやヒトデも繁栄を続け、日本の大抵の海岸でも目につく。棘皮動物の「重装備＋脳なし」という戦略は、生存のために有利な選択の一つだったと言える。

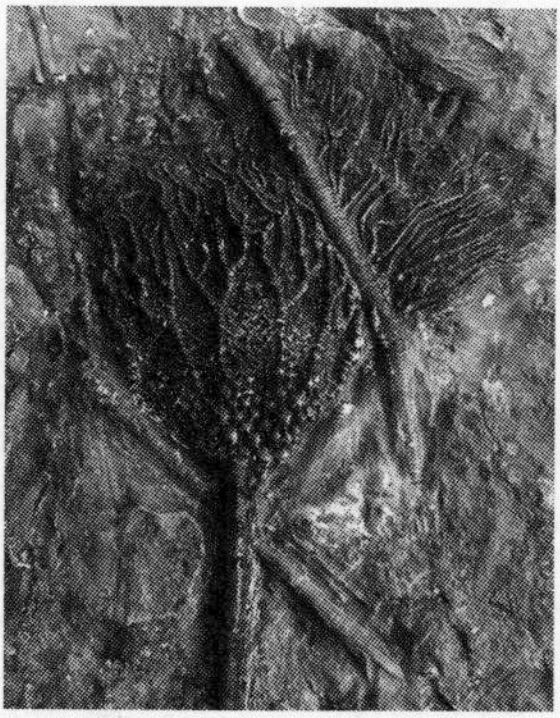
4億3000万年前のウミユリの化石

その傍証《ぼうしょう》かと思われるのが、淡水に棲む棘皮動物がいないことだ。淡水に棲むカイメンやクラゲはいる。節足動物も軟体動物もいる。もともと海にいた動物が淡水環境に棲むためには身体の生理機能の大きな変革が必要だ。そうしてまで淡水で生きる種が現れたのは、海での生存競争が激しく、淡水という

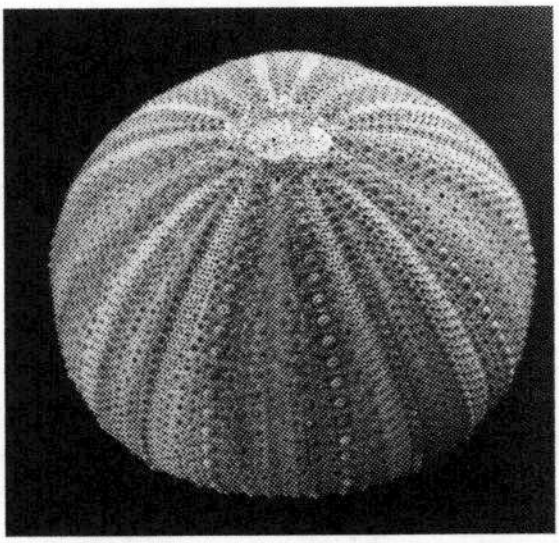

ウニの殻

新しい世界へ移らねばならなかったからだろう。その点、棘皮動物は生存競争がさほど厳しくなく、数億年の間、海だけで生き続けてこられたのではないだろうか。

もう一つ、身体を殻で守る戦略を選んだのが軟体動物だ。現生動物では、ほとんどの貝類、イカ、タコ、ウミウシ、アメフラシ、ナメクジなどだ。貝類以外は文字通りやわらかい身体をさらけ出しているが、もともとは殻に覆われていたと考えられる。5億3000万年前の地層から、軟体動物の祖先らしい化石が見つかっている。[10] ナメクジが頭に皿のような殻を被り、全身を棘で覆ったような動物だ。この動物が現代の貝類の祖先かもしれない。同じ頃の地層から、巻貝のような形の殻を持つ正体不明のアルダネラという動物の化石も見つかっている。

イカ、タコ、ウミウシ、アメフラシ、ナメクジの先祖は、最初は殻を持っていて、その後、殻を失ったと考えられている。実際にイカ、アメフラシ、ナメクジの体内には殻の名残のような硬い組織が残っているものがいる。もちろん、どんな説にも反論はあって、有名なヴァージェス頁岩《けつがん》に発見されたネクトカリスという動物がその直系の祖先だという説もある。[11] ただ結論は出ないと思う。前にも話したように、殻などを持たない動物の化石は見つかることが稀だからだ。

しかし4億9000〜4億4000万年前（古生代オルドヴィス期）に長い殻を持った様々な頭足類が出現した。その系統から（直接の祖先ではない）現生のオウムガイが現れ、あるいは中生代（2億5000〜6500万年前）に繁栄したアンモナイトが現れた。それらと同じ起源を持つ種から、殻を捨てたイカ、タコなどの頭足類が現れたという説が、現時点で主流となっている考え方だ。その後、イカ、タコが殻を捨てたこと、それによって得たもの、については後で改めて考えよう。

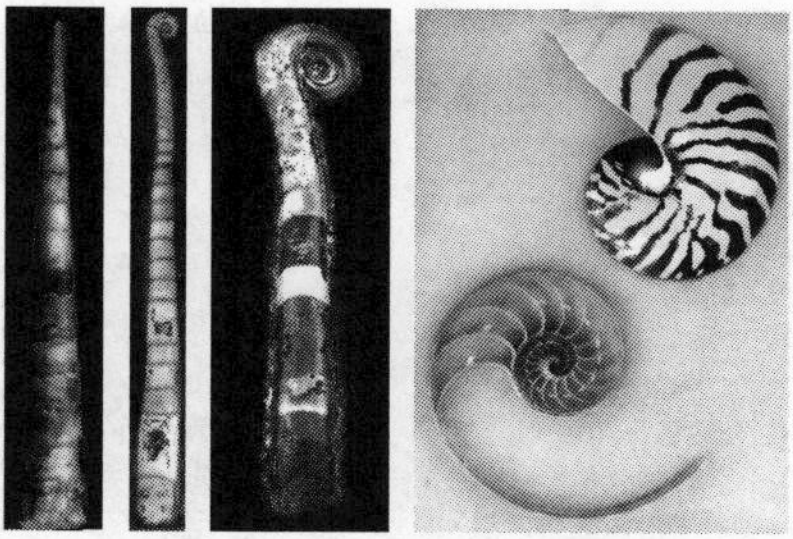

オルドヴィス期の頭足類の化石と現世のオウムガイ（最右）

ナメクジウオに脊索が生まれる

さて、これまで話してきた動物は、身体を防御する殻を持つ選択をした。その一方で、敢えて皮膚を殻で覆わない動物もいた。その子孫が魚類、両生類、爬虫類、鳥類、哺乳類である脊椎動物だ。

原始的な脊椎動物は、最初は皮膚を環境にさらしていたと考えられる。現在も生きている動物ではナメクジウオという目も骨もない動物が脊椎動物の原始的な形だと考えられている。ウロコもないのでクラゲが持っていた体表の感覚器も役に立っていただろう。そしてクラゲでは網状だった神経網に大きな変化が起きた。ナメクジウオでは脊索という神経の束ができた。それが木に例えれば幹になり、枝状の神経がそこから広がった。さらに先端が太くなって、これが脳の起源だ。最初は脊索という神経の束だったものがやがて骨で覆われた脊髄になる。身体を支えるために、骨格が形成されてくる。最初は軟骨だった。そのままなのが、サメやエイだ。さらに硬い骨を持つ魚が現れた。タイやメダカやウナギやキンギョやタツノオトシゴ、マンボウのような大抵の魚である。

魚類も生き残るため、様々な戦略を持ったものが現れた。最も古いタイプで現在まで生きのびてきたのが円口類《えんこう》と呼ばれる種類。ヤツメウナギなどだ。顎《あご》がなく、吸盤上の口でエサを取る。この連中の皮膚は粘膜状だ。カンブリア紀にいた50センチほどの大きさで、大きな口と複眼を持つ節足動物アノマロカリスのような捕食者に狙われたら逃げるしかない。

そのうち前半身を硬い骨の板で覆った、その名も板皮類《ばんぴ》と呼ばれる魚が4億年前に現れた。6メートルに達する奴もいた、というので、それなりに繁栄していたのだろう。しかし3億年前には姿を消す。ヨロイが重すぎたのかもしれない。

同じ頃、全身を硬いウロコで覆った魚類も現れた。この方が自由な運動ができるだろう。そのウロコはぼくたちの歯の表面を覆うエナメル質だった。エナメル質は生物が作る最も硬い物質で、カルシウムが主成分だ。鉄やガラスより硬い。その後、進化の過程で古代魚のウロコは頭部だけになり、やがて歯の表面を覆うだけになった。ぼくらの歯の表面は4億年前、魚のウロコだったのだ。[12] 現存する魚類では古代魚として水族館にいるガーという魚やチョウザメがエナメル質のウロコを持っている。

その中で肉鰭《にくき》類と呼ばれる魚類、現存する魚ではハイギョやシーラカンスがその仲間だが、その子孫が後で話すように陸に上がって両生類になったと考えられている。[13] 胸鰭《むなびれ》に骨があって、それが「肩」とつながっている。やがてそれが前足になったというわけだ。キンギョやサンマの胸鰭は薄い。しかし肉鰭類の胸鰭は文字通り「筋肉」がついていて、えいっと、腕立てする力が出そうだ。歩き出すには好都合だったろう。

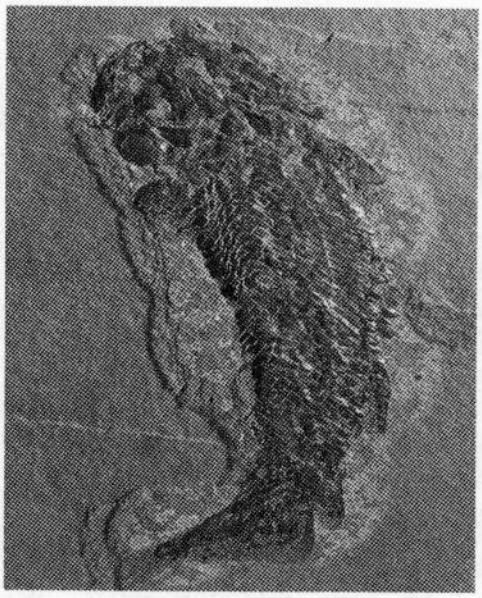
4億年前のエナメル質のウロコを
持つオステオレピスの化石

進化論は新しい化石が見つかるたびに、ストーリーが書き直されて、さらに議論も巻き起こり、本を書く方は大変だが、現時点では、この種の魚が、やがて陸に上がって四つ足で歩き始め、人間になったと考えられている。
まとめてみよう。およそ5億年前、二つの大きなグループが出現した。身体をキチン質の殻で覆うもの。神経の束を持つもの。前者は昆虫などとして繁栄し、後者は両生類、爬虫類、鳥類、哺乳類として現在に至っている。

陸を目指すものたち――両生類に角層が出現

海が動物でいっぱいになると、新たな居場所を求める生き物が出てくる。すでに大陸は存在していた。しかし、これまで話してきたように、生き物は海の中で誕生し、進化してきた。その生存を保つための体内のシステムは海の中で生きることを前提に構築されている。それが、海の中が混み合ってきたからといって、水ではなく空気に身体をさらす生活に変えるのは並大抵のことではない。陸で生きるためには身体の中の海を維持し続けなければならない。その宿命は人間にまで続いている。

最初に陸に上がったのは植物だと考えられている。4億6000万年ほど前の「胞子」の化石が見つかっている。現生の苔類に見られるようなものだ。4億年前になると葉のような構造を持つ化石が見つかっていて、その後、様々な陸生植物が現れた。

最初に陸に上がった動物は、殻で身体を覆われた節足動物、昆虫、クモ、サソリ、ワラジムシのような小型の生物だったようだ。陸で生きるためには殻で覆われた身体が、体内の海を維持するのに役に立っただろう。

その後、多分、4億年ぐらい前、サンショウウオのオバケのような両生類が水から陸へ向かった。

そして、そのとき、角層という構造が現れた。皮膚の表面に平たくなって死んだ細胞、ポテトチップスと、角層研究の第一人者、田上八朗博士は表現されていた（『皮膚の医学』中公新書）。それが重なり合ってできた構造物だ。それ以降に現れた恐竜やトカゲ、ヘビ、カメのような爬虫類、鳥類、哺乳類はすべて皮膚の表面に角層がある。身体を殻で覆う選択をしなかったものたちが、体内の海を守るため、皮膚の表面に構築した水を通さない構造物だ。

しかし最初に陸に上がった両生類の角層は薄い。現在でもサンショウウオやイモリ、カエルの多くは水辺で暮らしている。中南米で高い木の上に棲むカエル、乾期がある場所のカエルは、全身に脂を塗ったり、繭を作ったりして、何とか生きている。水を離れること、水を離れて体内の海を保つこと。これには大変な時間がかかったのだ。

やがてウロコで皮膚を覆う爬虫類が現れる。丈夫なウロコで守られた皮膚は乾燥にも強い。さらに乾燥に耐えうる殻を持った卵を産むようになったのも、水を離れるには大切なことだった。カエルの卵はタピオカのようにぶよぶよした粘膜でできていて、水の中でしか維持できない。木の枝に卵を産むモリアオガエルも卵そのものはぶよぶよで、それを乾燥から守る粘液の泡で保護している。ご苦労なことだ。

乾燥に耐える皮膚と卵を得、丈夫なウロコで守られた皮膚は乾燥にも強い。そのため爬虫類は繁栄し、2億5000〜6600万年前までの2億年もの間、中生代と呼ばれるが、恐竜に代表される爬虫類の時代が続いた。

皮膚のようなやわらかい組織は化石として残りにくいのだが、この時期に繁栄した恐竜の中には、背中を硬いヨロイのような骨板で覆ったアンキロサウルス、エドモントニアなどが現れた。そういう種類の恐竜の皮膚は厚いと言えるだろう。ただ恐竜には様々な種類がいて、おそらく皮膚の構造、厚さもそれぞれ違っていたと思われる。

哺乳類でも大きなゾウやサイの皮膚は厚い（1〜2・5センチ）。しかし最近、報告された草食恐竜ハドロサウルス（体長約9メートル）の皮膚は3ミリほどの厚さしかなかった。しかし、その皮膚には酸化鉄、方解石、ケイ酸鉱物が含まれていた。もし、それらが死後に付着したのではなく、生きていた頃から存在していたなら、ハドロサウルスの皮膚は、前に紹介した古代魚のウロコのエナメル質のような硬い組織で皮膚が覆われていたのかもしれない。[14]

皮膚のようにやわらかい組織は化石として残りにくい。また化石になる際、様々な化学変化が起きる。そのため、何か興味深い結晶や構造が見えても、それが生きていたときのものかは100%確実ではない。最近、1億5000万年前の小型の恐竜の化石が見つかり、その尾の部分の皮膚が化石化していた。そこには現生のワニのウロコに見られる1ミリほどの突起が観察できた。ワニの場合、その突起は水の温度やpHなどのセンサーであることがわかっている。もしかするとある種の恐竜もウロコが感覚器になっていたのかもしれない[15]。

さらに前世紀の終わり頃から、多くの恐竜が鳥のような羽毛を持っていたことがわかった。映画「ジュラシック・パーク」に出てきたヴェロキラプトルという肉食性の恐竜、最近の想像図では鳥かと思えるほど、ふさふさと羽毛で身を飾っている。恐竜は絶滅したのではなく、進化して鳥類になった、という主張さえある。なるほど、ニワトリの足先はウロコで覆われ鋭い爪があり、ヴェロキラプトルの足に似てなくもない。

現生の爬虫類は変温動物、つまり血液の温度、体温は環境によって変わってしまう。そのため日本のカメやトカゲは、冬は冬眠するし、肌寒い春や秋には、よく石の上で日向ぼっこをしている。そのためだろうか。トカゲの頭の上に温度や光を感じる「第三の目」がある。環境の温度をいち早く感知するためだろう。「三つ目のトカゲ」としてはニュージーランドの北部に生息するムカシトカゲが「生きた化石」とも呼ばれ、有名だ。[16]ただ、似たような頭頂の感覚器は日本に棲むトカゲにもある。頭蓋骨を見ると、その部分に小さな穴が開いている。ニューヨーク自然史博物館に行ったとき、恐竜の頭蓋骨を見て歩いたが、頭頂に穴があるものは、やはりいた。その穴の下に松果体と呼ばれる光を感じる器官がある。

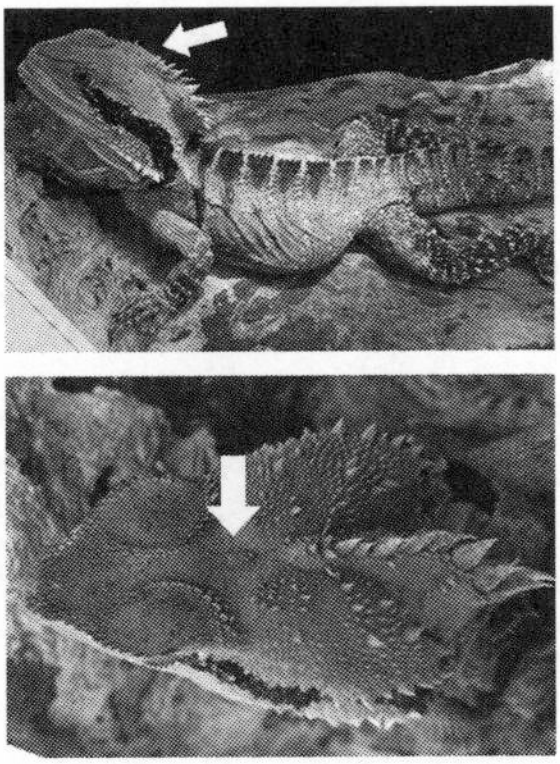
オーストラリアのウォータードラゴン

哺乳類では頭頂部の穴は塞がっているが、松果体は存在する。人間の脳では深い部分にあるが、光を感知する機能は残っている。その役割は概日リズムを維持するメラトニンを分泌することだ。[17]

恐竜の中には鳥類や哺乳類のように体内温度を一定に保つ、恒温性のものもいたらしいが、どこまで気温変化に対処できたのかどうかはわからない。[18]

恐竜絶滅、哺乳類の時代へ

やがて地球全体に大規模な変化が起きた。現在の定説では6600万年ほど前、メキシコのユカタン半島に大きな隕石が激突し、地球全体に大きな気候変動が起き、恐竜をはじめとする多くの爬虫類が絶滅した。

その中で、次の時代、新生代の主役になる哺乳類は生きのびた。哺乳類が現れたのは意外に古い時代で、恐竜が跋扈《ばっこ》する中生代の初め頃、2億2500万年前にいたアデロバシレウスというネズミのような外見の動物だった。[19] 現在、オーストラリアに生息し、卵を産む原始的な哺乳類とみなされているカモノハシの仲間も、その頃出現したと考えられている。[20]

中生代の間、哺乳類は小型のものが多く、おそらく夜行性であって、[21] 恐竜などの陰でひっそり生きていたようだ。6600万年前、恐竜が滅ぶと、一気に様々な哺乳類が現れた。哺乳類の体毛は角層と同じケラチンというタンパク質でできている。哺乳類の爪、爬虫類のウロコ、鳥類のくちばし、サイの角もケラチンでできている。すべて角層が進化したものだと言える。

こういう地球の歴史を眺めていると、古生代の頃、目立たなかったウロコを持った魚類が陸に上がって爬虫類の時代を作った。爬虫類の時代にひっそり生きていた哺乳類が、次の時代の主要メンバーになった。マイノリティーはいつの世にも存在するが、大きな変動が起きたとき、新しい時代を生きる主人公になる。40億年ほどの地球の歴史において、ときどき起きる大変動を、のり越え、進化しながら生きのびてきたのは、それぞれの時代のマイノリティーであった気がする。

恐竜がいなくなった世界を、巨大な哺乳類や鳥類が跋扈するようになった。そんな世界の片隅で、地味な動物が現れた。大型の動物から身を隠すように、もっぱら木の上で過ごす霊長類、サルの仲間だ。この連中の中から、地球の歴史で例を見ないたった一種の動物、人間が現れた。

サバイバルのカギは皮膚の進化

単細胞生物から始まって、人類の手前まで皮膚の進化について紹介してきた。多細胞動物が出現してから7億年、脊椎動物が現れてから5億年、その形態、外見の変化は多様なものだった。

脊椎動物では、まず魚類が現れ、頭部にカブトを被ったもの、硬いエナメル質のウロコを持ったものが現れ、それらの中からウロコをなくして陸に上がって両生類になった連中がいた。4億年ぐらい前だ。その後の恐竜の時代では、地上に海に空に様々な爬虫類が繁栄した。ツノやらトゲやらトサカやら骨板で身体を飾った恐竜、さらには羽毛をふさふさはやした連中が現れた。6600万年ほど前、彼らの多くは滅び、哺乳類が地球上に広がった。

最初の哺乳類は前に話したように、小さなネズミのような外見の動物だった。それが陸では、今生きているゾウなどより巨大な様々な動物が出現し、あるものは再び海へ戻ってイルカやクジラになり、コウモリのように空を飛ぶものも現れた。イルカ、クジラの祖先、コウモリの祖先は5000〜4000万年前には出現している。[22・23] 大型爬虫類が絶滅した後、海へ空へかなりはやくから進出していたようだ。

現生の哺乳類の皮膚も様々だ。サイはヨロイのような硬い皮膚を持つ。海に生きるイルカやクジラは体毛を無くして、より速く泳げるような皮膚を持っている。

この5億年をふり返ると、脊椎動物の皮膚は、それぞれの動物が生きる環境に応じて、ありとあらゆる変化を遂げてきたと言える。しかし、身体の基本的なしくみは、さほど変わってはいない。最も大きな変化はエラ呼吸から肺呼吸に変わったことだと言える。カエルやサンショウウオのような両生類の体内には心臓があり肺があり背骨があり脳がある。神経系や循環器系も、たとえば心臓の構造などは変化しているが、全身を見れば、基本的、工学的な設計に大きな違いはない。5億年以上前に別の生き方を選んだ昆虫やクモ、エビ、カニのような節足動物、ウニやヒトデのような棘皮動物、貝やタコ、イカのような軟体動物に比べれば、脊椎動物が呼吸し栄養を摂取し生きていく基本的なしくみは5億年間、さして変わっていないと言える。

脊椎動物の栄枯盛衰を眺めていると、その生態やみかけの多様性は、骨格、そして皮膚の変化によるものだ。動物が、様々な環境の中で生きのびるためには、まず皮膚を環境に適応させることが、進化の過程で必要だったのだろう。呼吸や栄養の摂取、全身への分配など、体内の代謝システムの進化に比べて、皮膚の進化の速度は速かったと言える。

次章では、いよいよ人間——ホモ・サピエンスが現れるまでの進化を見ていこう。

第2章

奇策――解放された皮膚

出アフリカ

人類の祖先はアフリカで誕生したと言われている。この分野の研究では、次々に新しい説が現れる。現時点で信じられている説の概略を述べると、まず二本足で歩き始めたアウストラロピテクス・アファレンシスが390～290万年前にアフリカに現れた。その後、現れたのがホモ・エレクトスだ。かつて、インドネシアで発見されたピテカントロプス、中国の北京原人などと、様々に呼ばれていたが、今ではホモ・エレクトスに統一されている。このホモ・エレクトスが、まずアフリカを離れて、ユーラシア大陸に広がった。

ぼくが40年ほど前、大学の教養部で生物学の講義を聴いたときには、ホモ・エレクトスが人類の祖先だということになっていたが、今は、現代人類の祖先は、ホモ・エレクトスではなく、その近縁のホモ・エルガステルだと言われている。このあたりの話は新しい化石が出てくると、すぐ変わってしまう。

その後も様々な人間のような生き物の化石が見つかっているが、有名なのはネアンデルタール人だろう。これも、いつ、どこから現れたのか、論争中だ。かつてはネアンデルタール人と現生人類、ホモ・サピエンスの間に混血は存在しないことになっていたが、今では、ネアンデルタール人の遺伝子の一部がホモ・サピエンスの遺伝子に含まれていることは常識になっていて、混血はあったようだ。

現生人類、ホモ・サピエンスは30万年前にアフリカに現れ、数万年前にアフリカを出て、世界に広まった、とされているが、これも古い化石がアフリカ以外で見つかれば、ひっくり返る話だ。ホモ・サピエンスには亜種がいたという説もあり、そのため、現生人類をホモ・サピエンス・サピエンスと呼ぶこともある。

いずれにせよ、人類の祖先はアフリカで生まれ、おそらく二回、世界に広まった。人類の直接の祖先も30万年前ぐらいにアフリカに現れ、ネアンデルタール人などと交雑しながら、世界に広まったようだ。

2018年、マックス・プランク研究所とミシガン大学の研究者が、なぜホモ・サピエンスだけが世界中に広がり、ネアンデルタール人、デニソワ人などの亜種が滅びる中、これまで生き残ったかについて、仮説を主張した。彼らによれば、ホモ・サピエンスだけが、いろいろなことに挑戦する気質（generalist）と、何事かを追求する気質（specialist）を持っていたという[1]。その理由は、他の亜種、ネアンデルタール人、デニソワ人の生活の痕跡がユーラシア大陸、せいぜいニューギニアまでに限定されているのに対し、ホモ・サピエンスは6万5000年前にオーストラリア大陸に達し、一方では、おそらくユーラシア大陸の北東端、ベーリング海峡を経て北米大陸、中米を経由して南米大陸の南端にまで達しているからだという。つまり見知らぬ大陸を求めて、海を渡り、極寒の地、酸素が薄い高地、砂漠を越えて進み、それぞれの世界で新しい生活、文化、文明を築いた、というのだ。

彼ら、ホモ・サピエンスのパイオニアはどんな人たちだったのだろう。

血液型、A、B、AB、O型は、だれでもご存知だろう。この血液型は、赤血球の表面にある糖鎖と呼ばれる分子の構造の違いで区別される。糖鎖とは糖がつながったもの、たとえばデンプンもブドウ糖がつながってできた糖鎖だ。赤血球の表面にも、構成とつながりが違う糖鎖が4種類あって、それが「血液型」になる。もっと正確に言うと、AA、AO、BB、BO、AB、OOの6種類がある。この中でAA、AOは「A型」、BB、BOは「B型」、ABは「AB型」、OOが「O型」になる。日本ではA型が40%、O型が30%、B型が20%、AB型が10%ぐらいらしい（日本血液製剤協会HP）。

血液型はそれぞれ両親から遺伝する。ぼくの場合、父がBOで母がOOだった。その結果、生まれる子供はBOかOOだ。ぼくはOO、「O型」だ。

今の世界で、血液型の分布を見ると、おもしろい傾向が見えてきた。特にO型が多い地域の分布だ。まずO型は、人類が誕生したアフリカに多い。ケニアのキクユ族のO型は60%、「ブッシュマン」と呼ばれたこともある南アフリカのサン族が56%だ。アフリカ以外では、オーストラリアの原住民アボリジニが61%。アメリカ原住民のナバホ族が73%。メキシコでマヤ文明を築いたマヤ族が98%。インカ帝国を築いた南米ペルーの原住民に至っては100%がO型なのだ。
すなわち、前に述べたホモ・サピエンスの全世界の拡大、その先端部にO型が多いのだ。最初のホモ・サピエンスにO型が多かったことは、現代、アフリカにすむ民族にO型が多いことから想像できる。しかし、前に話したように、血液型6つの組み合わせでO型になるのは六分の一だ。A、B、ABの人間との交雑が進めば、O型は次第に少なくなると考えられる。しかし海を越えてオーストラリアへ、あるいは北米を経て南米に達してもO型が多数派であるということは、アフリカを離れて、見知らぬ世界を求めた集団の血液型がO型に偏っていたからだと考えられる。O型が集団となって、フロンティアを目指したのではないかと、ぼくは空想する。[2]
こういう話をすると「O型はパイオニア精神が強い」といった「血液型性格論」になりそうな気がする。しかし、ぼくは、今の時点では、血液型と個人の性格との間に関連はないと思う。厳密に言えば関連を裏付ける科学的根拠を知らない、と言いたい。
最近になってO型の人間は新型コロナウイルスに感染するリスクが低い、という疫学調査の結果が発表されている。[3] 血液型、すなわち赤血球の表面の糖鎖の違いと感染症罹患の関連も現時点ではわかっていない。しかしながら、その間に直接、あるいは間接的な関わりがあることは明らかだ。

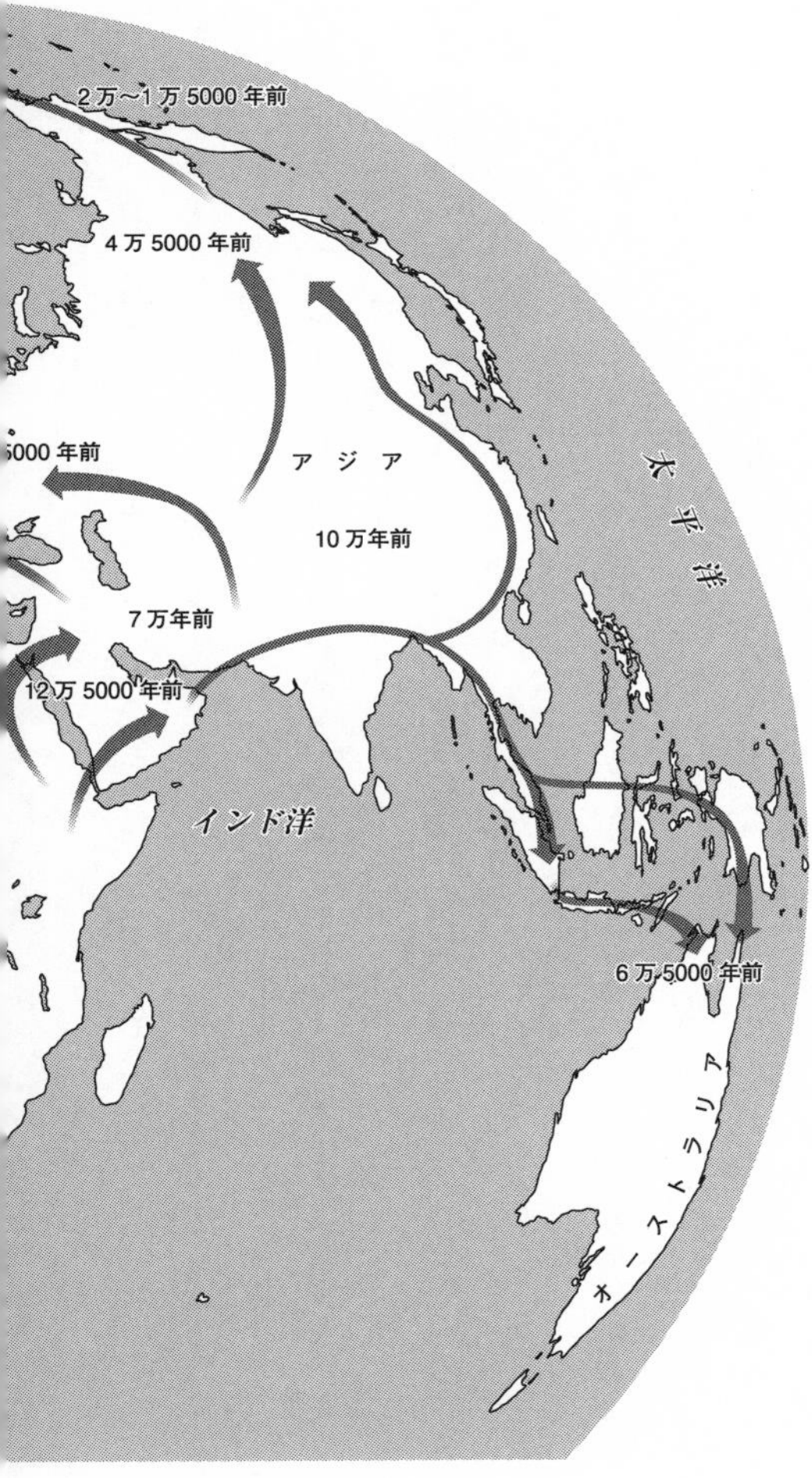
2万〜1万5000年前
4万5000年前
5000年前
アジア
太平洋
10万年前
7万年前
12万5000年前
インド洋
6万5000年前
オーストラリア

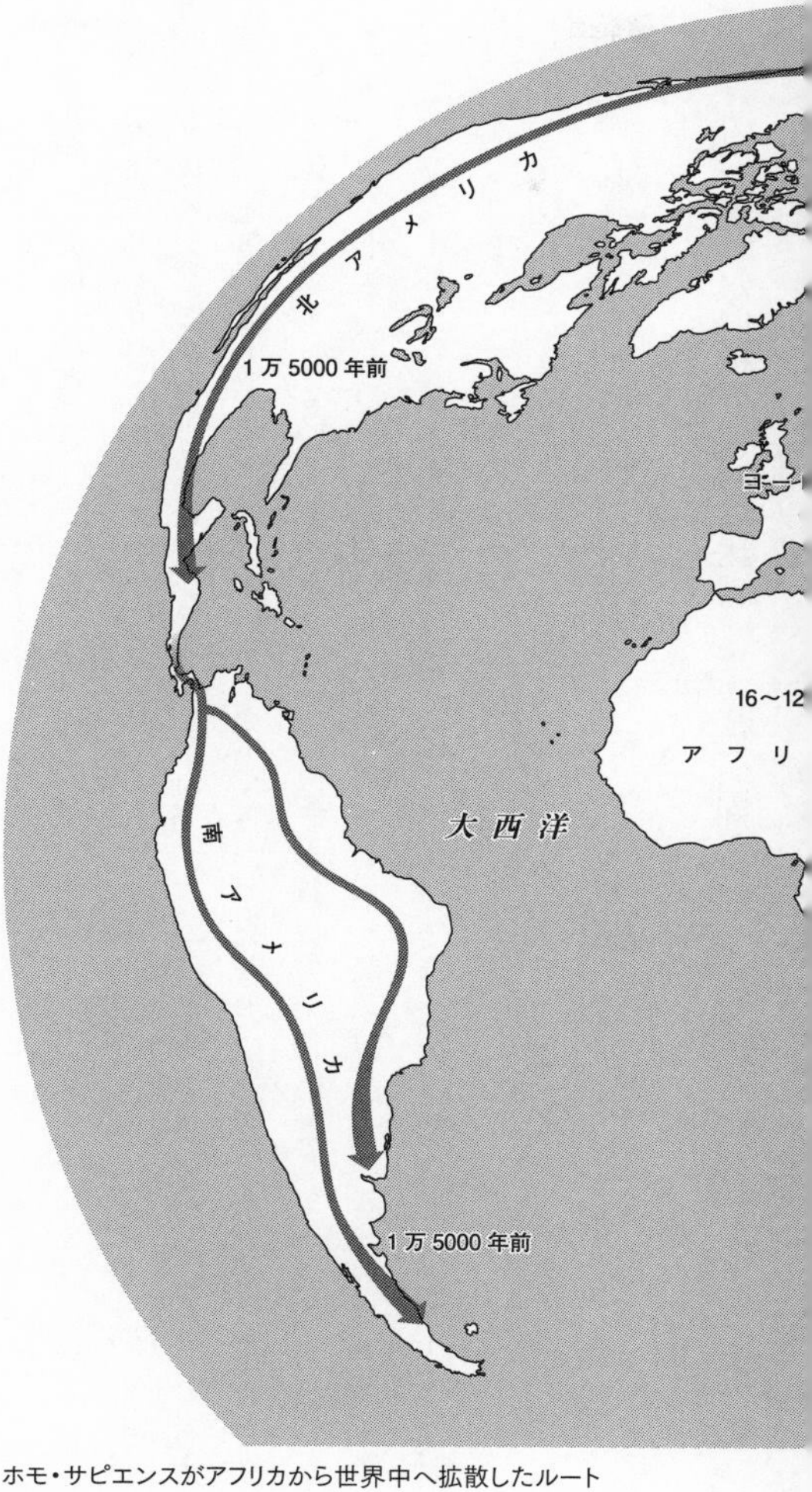

ホモ・サピエンスがアフリカから世界中へ拡散したルート

血液型と性格との関係はさておき、アフリカを出た血縁関係の強い集団が、ユーラシア大陸を経て、あるものはオーストラリアへ向かい、あるものはベーリング海峡を越えて北米から中南米に達したように思われる。

皮膚の進化論——人間への道

人類の祖先についても、いくつかの説があるが、この半世紀ほどの人類学では、まず、アウストラロピテクス・アファレンシスという祖先が二本足で直立歩行を始めた、と考えられている。彼らの脳の大きさはチンパンジーぐらいの大きさに過ぎなかった。全身もサルのように体毛で覆われていただろう。しかし直立歩行以外の特徴として手の指の構造がある。ぼくらが小さいものをつまんで細かな作業をするとき、親指、人差し指、中指を使う。チンパンジーやゴリラの手の骨の構造では、それができない。しかしアウストラロピテクス・アファレンシスの手の骨の構造では、それができた[4]。

つまり人類の祖先に最初に起きたことは、脳が大きくなることでも体毛が無くなることでもなく、直立歩行を始め、器用な手を持つことだった。

現在の進化論では、遺伝子に生じた突然変異のあるものが、眼に見える解剖学的変異として現れる。それが同種の仲間に比べ、生存に不利益なものである場合、その変異を持っ

仮説：人類は、体毛を無くしてから脳が発達した

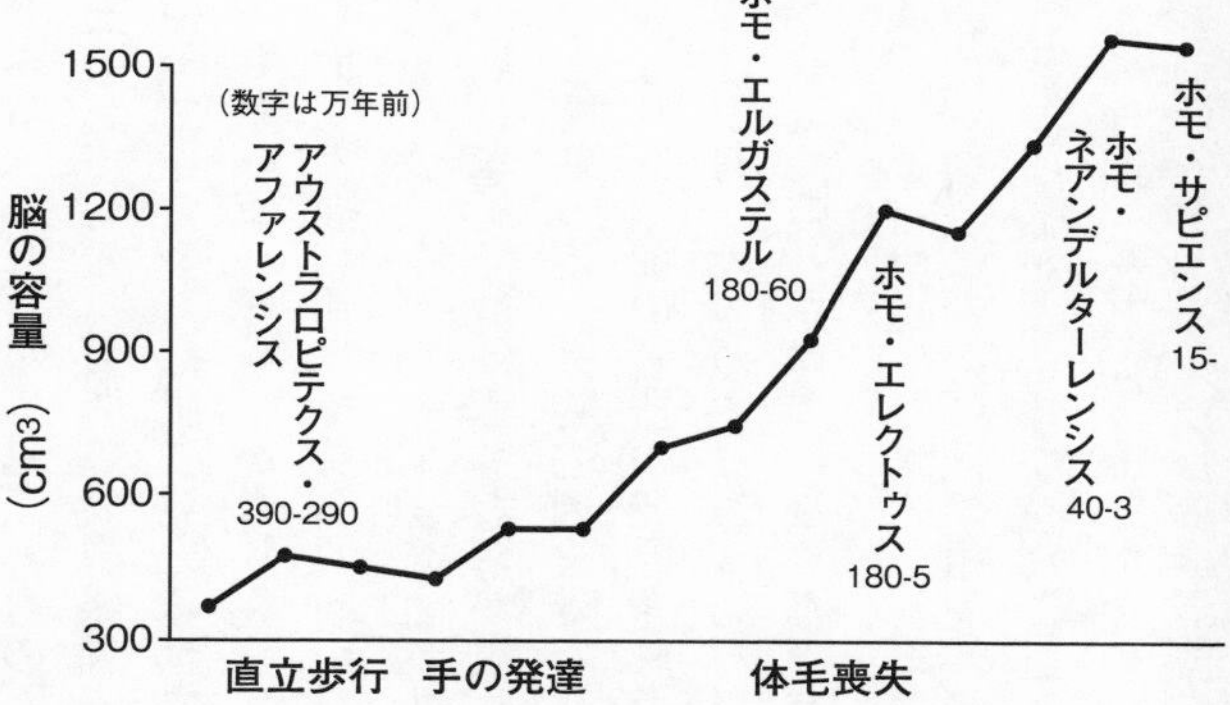

【M. ベントン他　小畠監修『生物の進化大図鑑』（河出書房新社）より改変】

た個体は子孫を残さない。しかし、たまたまその変異によって、仲間より生き残る確率が高くなった場合、その個体は子孫を残す。生存に有利な変異を持った子孫はさらに子孫を増やし、やがて新たな種になる。それが進化のしくみとして認められている。

　解剖学者だった三木成夫博士は、人間の受精卵が新生児になるまでの過程を観察し、それが魚から爬虫類、原始的な哺乳類に似た形を経ることを指摘している（『内臓とこころ』河出文庫）。つまり受精卵が人間の赤ちゃんになる過程で進化の過程が見えるということだ。

　ぼくは、それならば誕生後の新生児の成長の過程の中にも、人類の進化の過程が見えるのではないかと想像する。赤ちゃんはハイハイするようになると、いろんなものをつかんでしゃぶる。これは眼に見えるものが、どのような形をしているのか学習するプロセスだと考えられている。人間の皮膚感覚で最も細かいものを識別できるのは指先と唇だ。それらを使って赤ちゃんは眼に見える世界がどのようなものか、少しずつ学んでいるのだ。

やがて赤ちゃんは「つかまり立ち」を始める。そして二本足で歩き始める。ぼくたちの祖先もまず繊細な感覚を持ち、細かな作業ができる手を持った者たちが、たとえば小さな木の実や動物をとったりすることができたので、その子孫が増えた。やがて「つかまり立ち」から二本足で歩ける者たちが現れた。彼らは自由になった両手で原始的な道具である石器などを使って、動物の肉を骨からそぎ落としたりすることが可能になった。2015年、330万年前の石器が発見された。[5] ぼくが知る限り、最も古い石器だ。薄い構造のものもあるから、使ったのはおそらくはアウストラロピテクス・アファレンシスだろう。自由になった両腕と、器用になった手を持った彼らは、さらに生存が有利になって、その子孫を増やせたのだろう。

その後、いくつかの種類の祖先が現れたようだが、大きな解剖学的な変化は、体毛を失ったことと、脳が大きくなったことだ。それは120万年前に起きた。[6]

サルの仲間（霊長類）、そしてその中でも人間に近い、とされる類人猿、チンパンジーやボノボ（ピグミーチンパンジー）、ゴリラにはみっしり体毛が生えている。それがほとんど無くなった。その理由については、これまで様々な説が語られてきた。

まず『裸のサル』（日高敏隆訳、河出書房新社）の著者である動物学者デズモンド・モリス博士の説。それは生殖器を目立たせるためだったという。「女性」の乳房、「男性」のペニス、それぞれ類人猿の中では人間のそれが大きく、それをさらに際立たせるためだったという。進化論的に言えば、それを目立たせた個体が多くの子孫を残せた、というのだ。

40年ほど前、この説を知ったとき、ぼくは、変だなあ、と思った。もしそういう目的なら、全身の毛を無くすのではなく、局所の毛だけ無くした方が目立つのではないか。さらに人間ではむしろ生殖器の周囲に体毛が残っているではないか。

この説に納得できない人は多かったようで、いくつかの説が提唱された。

放送作家のエレイン・モーガン氏は『進化の傷あと』（望月弘子訳、どうぶつ社）で人類は水辺で進化した、という説を紹介している。二本足で歩き始めたのも、浮力で身体が軽くなる水の中でなら容易だったろう。そして、クジラやイルカなどの哺乳類にも体毛が無い。さらに女性の髪が長く薄毛が少ないのは、水の中で育児するとき、子供が母親の髪につかまるためだった。男性に薄毛が多いのは、その必要がなかったからだ、という。

しかし、動物学者の島泰三博士は『はだかの起源』（木楽舎）で、水棲の哺乳類でも、アシカ、オットセイ、カワウソ、ラッコは体毛に覆われていることを指摘している。イルカやクジラが海に戻ったのは数千万年前であり、一方で人類の祖先が類人猿から分かれたのは、せいぜい数百万年前で、その間に体毛の喪失という出来事が、イルカやクジラと同じ理由で起きたとは考えられない、と反駁《はんばく》している。

その後、人類の祖先とみなされる化石がいくつも発見されたが、彼らが水棲だったという証拠は見つかっていない。

リバプール・ジョン・ムーア大学のウィーラー博士[7]は、人間の祖先が体毛を失ったのは、汗による体温調節のためだ、という説を唱えている。それによれば、直立歩行を始めた祖先は、熱に弱い頭部を直射日光にさらすようになった。身体を冷却する必要が生じた。それには汗をかき、それが速やかに蒸発し、熱をうばうプロセスを速くしなければならない。そのためには体毛は邪魔になる。こうして体毛が薄い個体が生き残ったという。

この説の致命的な欠陥は、人類の祖先が直立歩行し始めたのが390〜290万年前であり、一方で体毛が失われたのは120万年前だということだ。およそ200万年もの間、体毛に覆われた祖先が直立歩行していたことになる。

生物の身体の表面は、それぞれが生きる環境に適応するため、様々なしくみを持つ皮膚で覆われている。すでに話したように陸棲の動物にとっては、乾燥が大きな問題になる。生命は太古の海の中で生まれた。そのため、人間の体内には今なお60〜70％の水がある。

体内の機能を維持するためには、生命誕生の際の海が未だに必要なのだ。繰り返すが、陸棲生物にとって、広義の皮膚の最も重要な役割は、体内の海の流出を防ぐことだ。

二つの情報処理システム

はじめに話したように、陸棲の脊椎動物の中では人間の皮膚は特異なものだ。多くの爬虫類の皮膚はウロコで覆われ、鳥類の皮膚は羽毛で覆われている。そして多くの陸棲哺乳類の皮膚は体毛で覆われている。人間に近いとされるゴリラやチンパンジーもそうだ。二百種を超える霊長類の中で人間だけが皮膚を環境にさらしている。

もう一つ、人類の解剖学的な特徴は大きな脳だ。体重に対する脳の重さの比率で、人間は哺乳類の中で最大の脳を持つ。

この原則が正しいとするならば、人間という単一の種が生まれ、過去数万年のうちに亜種も滅んだその理由は、環境にさらされた皮膚と大きな脳という解剖学的特徴にあるはずだ。

先に結論を述べれば、人間は二つの情報処理システムを持っている。一つが環境に向き合う皮膚、特に表皮であり、もう一つは脳、大脳だとぼくは考えている。表皮は主として変転する環境に即して緊急に対処するためのシステムであり、そこで感知された情報のあるものが選ばれて大脳にもたらされる。大脳は、皮膚、および他の感覚器官からもたらされた情報を集積し、それを基に未来に対するシミュレーションを行なう。言い換えれば、より生存の可能性を高めるための予言を行なう、そういうシステムだ。

以下、それぞれのシステムについて、他の動物とも比較しながら考えてみたい。

まず人間の皮膚について考える。初期の多細胞生物はクラゲのような動物であっただろう。彼らの「皮膚」は環境に接していて、海水の温度、流れ、pHのような因子を感知するシステムは体表にあり、中枢を持たない神経網も全身に広がっている。人間の大脳にあるような学習や記憶を担う受容体も彼らは持っている。つまり多くの感覚器、情報処理システムの基礎は、まず体表にあった[8]。

しかし、その後の進化で、脊椎動物では、魚類が全身をウロコで覆った。さらに陸棲動物になると、前述のように皮膚表面をウロコ、羽毛、体毛で覆うようになり、感覚器は眼、耳、鼻、舌に集約されるようになった。同時に体表にあった感覚器は、その役目を失った。しかし、それらの感覚器は存在し続けたようだ。体毛を無くして再び環境に直接触れることになった皮膚で、それらは作動し始めた。

特に注目すべきは皮膚の表層にある表皮だ。この表皮はケラチノサイトという細胞で構築されている。表皮の深い場所で生まれたケラチノサイトは、次第に形を変えながら皮膚の表面に向かい、やがて死ぬ。平たくなって死んだケラチノサイトが、角層を作る。前世紀までは表皮の役割は角層を作ることだけだと考えられていた。

しかし今世紀の初め、ぼくたちは、42℃以上の熱、トウガラシの辛味成分カプサイシン、酸によって作動されて痛みを感じるスイッチ（受容体）であるTRPV1がケラチノサイトに存在し機能していることを証明した。[9・10] それがきっかけとなって、ぼくたちや海外の研究者たちが、様々な環境からの刺激を感知する機能を表皮、ケラチノサイトが持っていることを明らかにしてきた。

たとえば、電磁波である光、[11] 色、[12] 電気、[13] 磁気、あるいは音（超音波も含む）、[14] 温度、[15・16] 大気圧、[17] 空気中の酸素濃度、[18] 突かれたり触られたりする刺激などの物理学的な現象すべてを感知する能力を表皮、ケラチノサイトは持つ。[19] さらに嗅覚、[20] 味覚に関係する様々な分子を識別する能力も持つことが明らかになった。[21]

表皮は視覚、聴覚、嗅覚、味覚、触覚の五感すべてと、眼や耳で感知できない紫外線、超音波、気圧の変化、磁場などまで感知できる驚くべき感覚器官なのだ。

さらにぼくたちはケラチノサイトに、大脳の情報処理の基礎となる情報伝達物質、それらによって作動される受容体も存在し、機能していることも発見した。これは、よく考えれば不思議ではない。受精卵が人間の形になる最初の段階で、外胚葉、中胚葉、内胚葉と呼ばれる三つの部分に分かれる。外胚葉は表皮になる。それがくぼんで溝を作り脊椎になり、その末端がふくれて脳になる。眼や耳、鼻や舌のような感覚器も外肺葉からできる。

そう考えると、まず表皮に様々な感覚器、情報処理システムがあり、それから脳や神経系、感覚器が作られるとも言える。それは数億年前の進化の過程でもあっただろう。クラゲのような原始的な動物は身体の表面に感覚器を持ち、脳はなく、体表に広がる網状の神経系を持っていた。それが魚の祖先になるとき、神経系は束になり、眼や耳や鼻の起源になる感覚器になった。表皮に感覚器や脳にあるような受容体がある、というより、表皮にあった感覚器や情報処理装置が、眼や耳や鼻や脳になったと言うべきだろう。

よみがえる感覚器

さて、人類の祖先は120万年前、体毛を失った。ホモ・エレクトスかホモ・エルガステルの時代だ。なぜ、それが生存に有利だったか。それは、役割を失っていた体表の感覚器を再び使い始めるためだったと考える。その頃、彼らの周囲には、山火事、落雷、倒木、地崩れ、捕食者などの脅威があっただろう。それらの脅威を見たり聞いたりして、さらに脳で判断してから行動していたのでは遅すぎる場合があったのだろう。たまたま体毛が薄かった個体は、それよりその前兆としての電磁波、微かな温度変化、超音波などを表皮で感じ、脊髄反射で即行動に移せたのではないか、と考えている。脊髄反射とは、危険を察知した際、すばやく対処するため、感覚器と脊髄だけで反射的に身体が動くことだ。たとえば指が熱いものに触れたとき、考える間もなく手を引っ込める。手を引っ込めるという判断は脊髄で行なっている。脳に判断をゆだねていては火傷してしまうからだ。それと同様に眼に見えない耳で聴こえない危険を、いちはやく表皮が感知し、脊髄の判断で、とっさに避けていたのではないだろうか。

ぼくは、その考え方、つまり人類の皮膚と脳の進化が協調して起きたという仮説を論文にして発表した[22]。人類の祖先、アウストラロピテクス・アファレンシスが390〜290万年前、二足歩行を始めた頃、彼らの体表は体毛で覆われ、その脳の容積はチンパンジーと同じぐらいだった。しかし人類の祖先が体毛を失った120万年前から、脳の容積が大きくなり始めるのだ。

表皮を形成する細胞、ケラチノサイトは、それぞれがセンサー機能を持っている。全身のケラチノサイトの数は1000億にも達するだろう。それだけのセンサーから情報がもたらされるようになって、大きな脳が必要になったのではないか、というのが、ぼくらの論文の主旨だ。

最近、皮膚と脳の関係を示す思いもよらない研究結果が海外の研究機関から報告された。表皮には紫外線を防御するウロカニン酸という物質がある。紫外線をマウスに照射したところ、このウロカニン酸が増えた。それだけなら紫外線を浴びたらメラニン色素が増えて色が黒くなるのと同じで、さして驚く必要はない。

驚くのはその後の過程だ。増えたウロカニン酸は血中に放出され、脳に達する。そこでウロカニン酸はグルタミン酸になり、記憶や学習の中枢である海馬、そこで重要な役割を果たしているNMDA受容体を活性化する。その結果、マウスの学習能力が高くなった、というのである[23]。これは、あくまでマウスの実験なので、人間で同じことが起きるかどうかはわからない。だから試験の前に日光浴すればよいかどうかもわからない。しかし人間の表皮にもウロカニン酸は存在する。ひょっとすると人類の進化の過程では、体毛を無くして紫外線が直接皮膚に届くようになった結果、それがウロカニン酸を増やし、学習能力を高めた時期があったのかもしれない。

脳を大きくするという戦略

全身の皮膚を環境にさらす。その結果、脳が大きくなる。その戦略を選んだ動物を探してみた。

まずタコである。全身の皮膚を環境にさらしている。瞬時に色も変えられる。自在に動く8本の腕がある。そのタコの脳の神経細胞の数は2億ある。8本の腕をあわせると5億の神経細胞がある。[24] ネズミの脳の神経細胞の数が1億であることを考えると、たいそうな数の神経細胞である。

イカ、とりわけコウイカと呼ばれるイカの体重に対する脳の重さの比率はタコより大きい。コウイカは瞬時に体表の色を環境にあわせて変化させることができる。たとえば、チェス盤の模様、市松模様のように、格子状の枠が黒白で交互に塗り分けられている模様を水槽の底に置き、コウイカを水槽に入れると、おぼろげながらチェッカー模様を体表に作った。さらに異性、同性などに遭遇した場合、それぞれ複雑に動くパターンを表示する。体表が高度なディスプレイなのだ。それらの行動は眼と脳と皮膚との連携作用であると想像されるが、その異常に速い変化のシステムについては未だ明らかにされていない。[25]

三つめは知名度が低い、エレファントノーズフィッシュと呼ばれる淡水魚だ。泥水の中で生活しているので視覚が役に立たない。そこで、この魚は尾部に発電機を持って、身体のまわりに電磁場のレーダー網を作り、頭からしっぽまでの体表には、びっしり電位を感知するデバイスが並んでいる。その装置によって、泥水の中、障害物をよけ、敵から逃げ、エサを見つける。このエレファントノーズフィッシュの体重に対する脳の重さの比率は、なんと人間を超えている。全身の皮膚から刻一刻ともたらされる膨大な情報を処理し判断し、身体に指令を発信するためには、大きな脳が必要なのだ[26]。

陸棲哺乳類には、人間以外にも体毛が少ない動物がいる。ゾウ、カバ、サイといった大型動物。そしてアフリカで地下集団生活を営むハダカデバネズミだ。これらの動物の脳はさして大きくないが、それなりの理由はあるし、それぞれ比較すると興味深い。

まずゾウ、カバ、サイである。確かに体毛は少ない。しかし皮膚が異常に厚い。小さな生物では薄い皮膚で間に合う。単細胞生物の細胞膜がそうだ。しかし身体が大きくなると、その内部の構造を支えるために、厚く丈夫な皮膚が必要になるのだろう。

以前、人間の表皮の中の神経線維の3次元画像を眺めてみたが、マイクロメートルレベルで多くの神経線維が表皮の最上層にまで分布していた。ゾウ、カバ、サイの厚い皮膚内で、そのような微細構造を維持するのは難しいと考えられる。

しかし、ゾウ、カバ、サイの体重に対する脳の重さを比べてみると、ゾウが大きめの脳を持っている。これはカバ、サイにはない触覚機構、あるいはタコの腕に相当するものをゾウが持っていることに起因すると考える。あの自在に動き、書初めまでこなしてしまう器用な鼻だ。そのため、ゾウの脳はカバ、サイより大きいのだろう[27]・[28]。

ハダカデバネズミの脳は小さい。これは彼らが地下で密集して生活しているため、環境の変化を感知するシステムが要らないからかもしれない。彼らの角層バリア機能も低い。高湿度環境で生活しているからだろう。[29]

人間はその居住空間を宇宙にまで広げようとしている。まだ研究は緒《しょ》に就《つ》いたばかりだが、6カ月、宇宙ステーションに滞在した宇宙飛行士10人の毛を作る部分、毛包《もうほう》の遺伝子解析をした報告がある。それによると毛包の増殖が抑制されていることを示唆する結果が得られている。[30]将来、宇宙ステーション長期滞在者用の育毛、抜け毛防止製品が必要になるかもしれない。

皮脂——嫌われ者の言い分

人間の皮膚には起源が違う2種類の脂質がある。角層の細胞の間を埋める角層細胞間脂質。これについては後で詳しく話そう。もう一つは「鼻のあぶら」などと言われる皮脂だ。ここでは人間の皮脂について話そう。

皮脂は、哺乳類の体毛が生えている場所にある皮脂腺で作られ、毛の出口から放出され、人間以外の哺乳類では毛の表面を覆う。人間の場合、体毛は目立たなくなっているが、その名残として特に顔に皮脂腺が高い密度で分布している。思春期になると皮脂腺が元気になり、皮脂の量が増える。人間以外の動物では毛にうながされて外へ出る皮脂が、人間では皮膚内に溜まる。それが炎症を起こすのがニキビだ。

皮脂はニキビの原因でもあり、かつ分泌が多くなると、てかてかした「オヤジ顔」になって、女性の場合、メイクアップ化粧品ののりが悪くなる。そのため皮脂はずっと嫌われていた。しかし、進化論の見地からも、皮膚の健康維持の観点から見ても、人間の皮脂は重要なようだ。

まず、その成分だ。ネズミもイヌもネコもチンパンジーも皮脂の主成分はコレステロールとそれが基になったコレステロールエステルという化合物だ。しかし人間の皮脂の成分はスクアレンとトリグリセライドだ。

まずスクアレンについて話そう。これはコレステロールの原料だが、コレステロールより水をはじく。つまりウォータープルーフの力が勝っている。体毛を無くした人間の皮膚は直接、たとえば雑菌や寄生虫が多い汚い水に触れる場合が増えた。そのとき、皮膚表面に水をはじきやすいスクアレンがあれば、それらの病原体から皮膚と身体を守るのに役立っただろう。人間以外の哺乳類で皮脂にスクアレンが含まれるのは、モグラ、カワウソ、ビーバーだ。どれも土の中、水の中で生活していて、水をはじきやすい皮脂は役に立っただろう。[31]

トリグリセライドは人間の皮膚表面で分解されて、脂肪酸とグリセロール（グリセリン）になる。グリセロールは皮膚の保湿剤として長らくスキンケア製品に使われてきた。その役目は保湿だけではなさそうだ。広島大学の中田聡博士、茨城大学の熊沢紀之博士は、グリセロールが角層細胞間脂質の供給を促す可能性を示した。[32] 一方でイライアス博士のグループは、先天的に皮脂が少ないマウスの皮膚が、乾燥気味で肌荒れ状態を示すことと、そこにグリセロールを施すと、皮膚の状態が改善されることを示した。[33] これらから考えるとトリグリセライドも人間の皮膚の健康維持に関わっていそうだ。

さらに最近、人間の赤ちゃんの出産に際しても皮脂腺が寄与しているという仮説が提唱された。[34] 新生児は胎脂と呼ばれる脂質で覆われている。胎児の皮脂腺は妊娠4カ月後に発生し、出生時には十分発達している。人類祖先が二足歩行を始めると、産道が曲がった。他の哺乳類では産道は大抵まっすぐだ。しかしそれでは二本足で歩くと赤ちゃんが落っこちてしまうので、産道は曲げなければならない。そして次第に脳が大きくなったため、他の類人猿に比べて難産というリスクを抱えることになった。それに対して、胎脂と皮脂腺由来の脂質が、分娩時の「潤滑剤」として役立っているという。

体毛を失った人類祖先は、それを補うために皮脂腺の進化も伴ったと言える。

汗腺——天然のラジエーター

人間の汗腺も他の哺乳類に比べて変わっている。汗を出す器官、汗腺には、アポクリン腺とエクリン腺がある。暑いとき、目に見えるほど汗をかくのは人間と馬だと言われるが、馬の汗はアポクリン腺から放出され、ぼくたちが暑いときぬぐう汗はエクリン腺から出る。

人間はチンパンジーに比べても、皮膚のエクリン腺の密度は10倍ある。[35] アポクリン腺の数に対するエクリン腺の数も、ゴリラ、チンパンジーより圧倒的に多い。エクリン腺から出る汗は、ほぼ水分であって、その役目は皮膚、身体の冷却だ。全身で300万あると言われる。一方で、人間のアポクリン腺は脇などに局在し、脂質やタンパク質を含んでいる。人間以外の動物では異性を惹きつける、いわゆるフェロモンの素になる。人間の場合は「腋臭《わきが》」の原因とされるが、腋臭が人間にとってフェロモンの役割を果たしているという説もある。[36]

人間のエクリン腺が発達した理由は、アフリカで生まれ進化した祖先が、暑く乾燥したサバンナで狩猟生活を始める際、体毛が薄くなり、身体を冷却する汗を大量に流す必要があったことによる。言い換えれば、そういう皮膚を持った祖先が、サバンナの環境の下で生き残ったというわけだ。ハーバード大学の研究チーム[37]は、体毛の減少とエクリン腺の増加が共通する遺伝子変異で起きたと考えている。エクリン腺から汗をかいても体毛があっては蒸発が妨げられ、身体冷却効果が少ない。体毛が少なくてエクリン腺から出る汗がなければ、皮膚はサバンナで乾燥と熱に侵され、激しい身体活動、たとえば狩猟などは不可能だったろう。

熱に弱いのが脳だ。大きな脳を持った人間にとって、身体の冷却も重要な課題であったことは間違いない。前に話した「汗をかくために体毛を無くした」という仮説は無意味ではない。ただ人類の進化の歴史をたどると、それは二足歩行のすぐ後、その結果として現れた変化ではない。まず体毛の喪失が起き、脳が大きくなり、知能が高くなり、狩猟などの活動が可能になった。それから、より大きな獲物を求めてサバンナに進出するとき、乾燥と暑さに耐えうるエクリン腺をより多く持つ個体が生き残り、その子孫が増えたと考えるべきだろう。

さて、人間のエクリン腺について、意外な指摘があるので紹介しよう。エルサレム・ヘブライ大学の応用物理学者フェルドマン博士らは、エクリン腺の構造が、ばね、らせん状の構造であることに着目し、これが75～110ギガヘルツ（1ギガヘルツは一秒に10億回の振幅がある）の電磁波のアンテナとして機能しうることをコンピュータシミュレーションで示している[38]。電磁波は波長が短い方から挙げると、ガンマ線（放射線）、X線、紫外線、可視光線、赤外線、電波、マイクロ波、超短波、短波、と分けられる。エクリン腺が感知するのはマイクロ波に相当する。自然界には存在しない電磁波なので、レーダー、通信衛星に使われている[39]。

エクリン腺がなぜ、そのような物理学的特性を持っているのかはわからない。しかしマイクロ波は地震のとき、岩石が破壊される際にも発生するという報告がある[40]。もしかしたら、たとえば地震や崖崩れなどに伴うマイクロ波を感知するシステムなのかもしれない。

最後の競争――ネアンデルタール人とホモ・サピエンス

さて、体毛を無くし、脳が大きくなり始めた人類の祖先だが、いくつかの種が現れては消えた。今の段階で最古の現生人類、ホモ・サピエンスは、2017年に報告されたモロッコの化石人類で、およそ30万年前のものだ[41]。この時期、いくつかの亜種がいた。有名なのはネアンデルタール人（ホモ・ネアンデルターレンシス）だ。これもいくつか説があるが、50～40万年前に出現し、4～3万年前に滅びたようだ。ヨーロッパから中東にかけて生活していたらしい。その他にはシベリアで化石が発見されたデニソワ人などが知られている。その中でもネアンデルタール人の化石は比較的多く見つかっているので、遺伝子の解析も進んでいる。

遺伝子解析の結果、ぼくたち、ホモ・サピエンスの遺伝子にはネアンデルタール人、デニソワ人の遺伝子も含まれていて、彼らと現生人類は、種は同じで、いわゆる混血があった。しかし今、存在しているのは亜種もいない、ホモ・サピエンス一種だ。わざわざ「サピエンス」を繰り返すのは、ネアンデルタール人を「ホモ・サピエンス・ネアンデルターレンシス」と呼ぶべきだ、という説があり、さらにはホモ・サピエンス・イダルトゥという亜種がいたという説もあるからだ。人間のような化石が見つかるたびに、亜種やら祖先候補やらが出てくるが、とにかく現生人類は一種であり、亜種はいなくなった。

ネアンデルタール人については化石や石器などの道具類、遺伝子解析などの研究が進んでいて、その結果をホモ・サピエンスの歩みと並べると、ホモ・サピエンスの特徴が見えてくる。これまでに発表されてきた研究を眺めてみよう。

人類が出現したとされる30万年前以降のものとされる洞窟の中から、石器やら絵のようなものが見つかるたびに、それはネアンデルタール人のものか、ホモ・サピエンスのものかという議論が起きる。これも、何かが見つかるたびに、それまでの説が覆される。たとえばネアンデルタール人の埋葬場所に花粉があった。ネアンデルタール人は死者に花を手向ける習慣があった、という美しい話があったが、今は、花粉はたまたま紛れ込んだことになっている。あるいは世界最古の楽器、動物の骨で作ったネアンデルタール人のフルートも有名だったが、今では、そのフルートの穴はクマの歯の跡だということになっている。以下、現時点で多分、間違いないだろう、という発見を見てみよう。

新しく見積もっても20万年前、ひょっとすると35万年前のものかもしれない赤い顔料がアフリカ、ザンビアの洞窟で見つかっている。[42]

この顔料を使っていたのはだれだかわかっていない。使用目的はボディ・ペインティングではないかと思われる。ナミビア北部の原住民が現在ボディ・ペインティングに使っている顔料、土や岩を砕いたものだが、その紫外線防御力を調べた報告がある。現在、化粧品メーカーが紫外線防御製品の機能の目安に使うＳＰＦ（サン・プロテクション・ファクター）という指標がある。ＳＰＦ10というのは、紫外線を浴びて日に焼け、皮膚が炎症を起こして赤くなるまでの時間を10倍長くできるということだ。ナミビアの人たちが使っていた顔料にはＳＰＦ13のものまであった。立派な「日焼け止め」だ。紫外線が強いアフリカで体毛を無くした人類の祖先は、まず紫外線防御にボディ・ペインティングを始めたのかもしれない。[43]

後で詳しく話すが、体毛を無くした祖先、今もその地域に住んでいる人たちの皮膚は、紫外線防御のため黒い。しかし皮膚の色は住んでいる場所によってすぐ変わる。南アフリカに住むコイサン人、かつてはブッシュマンという呼び名で知られていたが、彼らの皮膚の色は赤道直下に住む人々に比べて薄い。黄色人種と言ってもいいぐらいだ。元はアフリカの広い地域に住んでいたのが、他の部族などとの争いの結果、ナミビアから南アフリカに広がるカラハリ砂漠に移り住んだと考えられている。そして遺伝子解析の結果、わずか2000年ほどの間に体色が薄くなったことがわかった。[44] 移動に伴う紫外線量の変化と体色の変化、それに対処するためボディ・ペインティングが始まったのではないか。その後、たとえば現在のタンザニア、ケニアに住む人々の中には、複雑な社会的、呪術的意味を持つボディ・ペインティングを施している部族がいる。その過程で、後で話す言語の起源になる抽象的な思考が生まれたのかもしれない。

衣服をまとうようになったのは11～3万年ほど前だと考えられる。衣服に寄生するコロモジラミがその頃、登場しているからだ。[45] 最初に衣服をまとったのはネアンデルタール人だとする説がある。彼らはホモ・サピエンスがアフリカから外に出る前から、寒いヨーロッパに住んでいたからだ。これも、たとえば衣服の痕跡がネアンデルタール人の骨にくっついて出てくるなどしなければわからない。

現時点で、最古の彫刻は、スペイン南部の洞窟で発見された3万9000年前の、石に刻まれた幾何学的な線画だ。この頃ネアンデルタール人は衰亡に向かっているが、その時期、ホモ・サピエンスはスペイン南部にまで広がっていない。そのため、この彫刻はネアンデルタール人のものだと論文の著者は結論している。[46]

一方で最古の絵画のようなもの、7万3000年前の赤い顔料で石の上に描かれた抽象的な模様が、南アフリカの洞窟で発見されている。当時、この地域ではホモ・サピエンスが生活していたので、ホモ・サピエンスの「作品」だと考えられている。[47]抽象的な模様を描くのは高い知性の証拠だ。やはりホモ・サピエンスの方が優れた知性を持っていたのだ、と思いたくなるが、そうでもない。またもやスペインの洞窟で6万4800年前の壁画が見つかった。この壁画は鍾乳石で覆われていて、年代測定は信頼性が高い。そしてこの時期、スペインで生活していたのはネアンデルタール人なので、この作品はネアンデルタール人のものだ。[48]

こうして並べてみると、ネアンデルタール人とホモ・サピエンスとの間に、さほどの知性の差はなかったように思える。

しかし劇的な変化が約6~5万年前に起きた。ホモ・サピエンスの集団がアフリカを出てネアンデルタール人との一方的な性的交流があったようだ。それ以前にもホモ・サピエンスの遺伝子がネアンデルタール人の遺伝子に入り込んだことはあった。しかし5万年前、ヨーロッパではネアンデルタール人からホモ・サピエンスへの遺伝子流入はあったが、その逆、ホモ・サピエンスからネアンデルタール人への遺伝子流入はなかったのだ。[49]

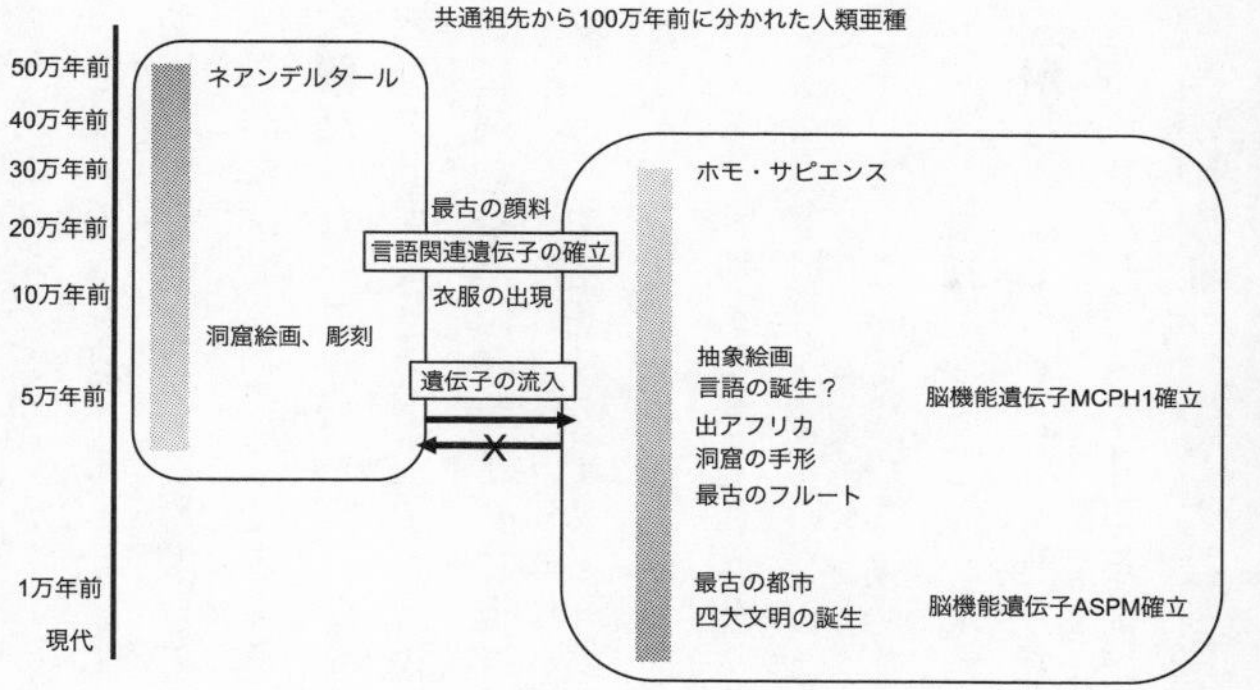

ここから推察できることは、ネアンデルタール人の男性と、ホモ・サピエンスの女性、あるいはネアンデルタール人の女性とホモ・サピエンスの男性との間に生まれた子供は、ホモ・サピエンスの集団の中で育てられ、成人し、子孫を作った、ということだ。さらに想像をふくらませれば、その当時、ホモ・サピエンスの集団はネアンデルタール人の集団より結束が強かった。そのため「混血」の子供を養えたのだ。

その後、ホモ・サピエンスは爆発的な勢いで世界に広がった。アフリカから遠く離れたボルネオでは5〜4万年前の洞窟絵画が発見されている。そこにはスペインで発見された4万年前の手形、手を岸壁に置き、その上から顔料を吹き付けたシルエットが認められ、ユーラシア大陸全般に共通する文化が生まれていたようだ。[50]一方、その頃からネアンデルタール人は衰亡に向かい、約3万年前には絶滅したと考えられている。

ホモ・サピエンスと言語

さて、ではなぜホモ・サピエンス一種が生き残ったのか。ぼくは言語がその時期に確立されたのではないかと想像している。

言語に関わる遺伝子だと考えられてきた現生人類のFOXP2の遺伝子配列は20万年前に確立され、これはネアンデルタール人の遺伝子にも存在する。[51] この遺伝子だけでネアンデルタール人と現生人類の言語能力に差があったとは言えない。一方、現代人の脳の大きさに関わる遺伝子マイクロセファリンは3万7000年前に現在の形になったようだ。[52] この遺伝子が言語と関連があったのかはわからない。ただ、この時期、ホモ・サピエンスの脳の機能に変化が起きた可能性はある。しかし化石として発見されてきたネアンデルタール人の方が脳の大きさは現生人類より大きい。現生人類の言語の起源を確実に示す遺伝子は現時点で見つかっていないと言った方が正しいだろう。

一方で、この時代から精巧な石器、骨器などがユーラシア大陸全域に現れる。岩肌の手形同様、離れた地域で似たような文化が現れる。これは偶然というより、優れた技術や儀式が言語によって広がったのではないだろうか。[53] 稚拙な石器であれば、見ただけで模倣できる。しかし、5〜4万年前に現れた石器などは今のぼくが見ても、どうやって作るのか見当がつかない。一つの技術伝達方法として、技術を持つ者が、学びたい者の前で実演すること、これが確実だろう。しかしそれだけに頼っていては技術の伝播の速度は遅い。

最初の言語はジェスチャー、身振り手振りであったとぼくは考えている。いくつか傍証がある。まず、ぼく自身の経験だ。講演に招待されると、話している間に写真を撮られることがある。後でそれを見てびっくりする。あまり良いたとえではないが、ヒトラーのように大げさに手を動かしている自分が写っている。ぼく自身は意識していないが、しゃべる間、身体が勝手に動いている。これは原初の言語がジェスチャーであった名残ではないか。あるいはヒトラーは演説の際のジェスチャーを練習していたらしい。身振り手振りを交えながら音声言語で語ることは、聴衆にも影響を与えるのではないか。

オーストラリア先住民のアボリジニの場合、コミュニケーションは手話と声を出す言語を使っているのだが、音声言語では表現できない「言葉」が手話にある。まず手話が確立され、その後、音声言語が発達したのではないかと斎藤くるみ博士は考えている（『視覚言語の世界』彩流社）。

子供は、ジェスチャーによる「言語」を、30分以内に確立するという報告がある。[54] ライプツィヒのマックス・プランク研究所に、4歳、6歳の合計198人の子供が集められた。二人の子供が別々の部屋に入って、そこではお互いの映像だけでコミュニケーションができる。それぞれの部屋に5枚の画像がある。一方の子供が、そのうちの1枚について、ジエスチャーで相手にその写真がどれであるかを伝える、という実験だ。その結果、6歳の子供のほとんどがジェスチャーによって、どの画像を示しているか、伝える手段を30分以内で作り出した。さらに、メッセージを送る子供、受け取る子供を入れ替えた結果、「ジェスチャー言語」は二人で共有され、そのメッセージは精密になった。そして抽象的な課題、たとえば真っ白な画像、「大きい」というメッセージを扱わせると、ジェスチャー言語の配列に規則性、構造が出現した。この論文の著者らは文法が現れたと表現している。

言語学者のノーム・チョムスキー博士は、人間が潜在的に言語を創造する能力を持つことを半世紀以上前に示唆している(『統辞理論の諸相・方法論序説』福井直樹、辻子美保子訳、岩波文庫)。その後の脳科学の発展の中で、言語機能と密接な関係を持つ脳の部分、遺伝子が指摘されたり、あるいは右のような心理学的な実験から見ても、どうやら、その指摘が正しかったように思われる。

人間は、まず手話、ジェスチャーによる言語を獲得した。そして音声による言語を持つようになった。その経緯については後で話そう。

人類の歴史は、400~300万年前、まず器用な手を持つことから始まり、それは直立歩行とほぼ同時に起きた。それから200万年ほど経った120万年前、体毛が少ない者たちが現れた。彼らは環境の変化、危機をいち早く感知できたので子孫を多く残した。一方で皮膚からもたらされる情報が膨大になり、それを処理するために脳が大きくなった。人類の出現はむき出しの皮膚がきっかけになった。その皮膚は、体毛を無くしても生きのびるために、様々な高機能を獲得していった。その歴史について見ていこう。

第3章

蘇生——自律する皮膚

今から120万年前、まだアフリカにいたと思われるぼくたちの祖先が体毛を失ったとき、彼らを取り巻く環境はどのようなものだったろうか。そこでは紫外線も強く、また極めて乾燥した気候だった。

そのような厳しい環境と人体の境界、最前線にあったのが皮膚の最外層、角層だ。前章で紹介したアウストラロピテクス・アファレンシスの全身は、まだ豊かな体毛に覆われていた。そして体毛を失うことで、体表の感覚器は再び研ぎ澄まされ、脳が大きくなっていったことをぼくたちは見てきた。しかしその選択にはマイナスの側面はなかったのだろうか。

頭に触れてみよう。そこには頭髪がある人が多い。人間の頭部は身体の他の部位に比べて筋肉や脂肪が少なく、頭蓋骨は外部からの衝撃を吸収する役割を持つ。頭髪はさらに衝撃や紫外線を防御する役割があったと考えられる。多分、人間の器官の中枢、脳を守るべく、今も頭髪が残っているわけだが、かつて持っていた体毛にも同様に身体を守る役割があったはずだ。それを失ったことで、皮膚にはどのような変化があったのだろうか。

そしてさらに大きな生命のスケールでぼくたちの皮膚を眺めてみると、本書の冒頭、地球で生命が誕生した当時、細菌が細胞膜を持っていたように、多細胞生物の歴史の中で、最も早くできた臓器としての表皮がある。その表皮を常に外界に適合するように変化させ続けてきた原動力は、いったい何なのだろうか。

本章では進化の果てに出来上がった人間の皮膚の最外層・角層のしくみに注目し、そこから皮膚を維持する原動力を解き明かしていこう。

角層はレンガとモルタルでできている

人間の角層は場所にもよるが、10マイクロメートル（1ミリの百分の一）ぐらいの薄さであるにもかかわらず、同じ厚さのプラスチック膜並みの水の透《とお》し難さを持つ。角層を作る細胞は、表皮を構築する「ケラチノサイト」だ。角層は死んで硬く平たくなったケラチノサイト（角化細胞）と、その間を埋める脂質（細胞間脂質）からできている。レンガ（角化細胞）にモルタル（細胞間脂質）を挟み込んで作った壁のようで、ぼくの恩師、イライアス博士は「レンガとモルタル」構造と呼んでいる。[1]

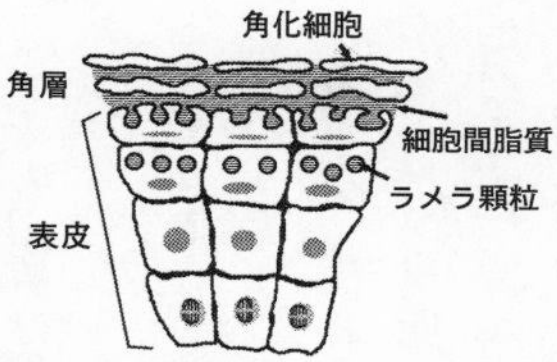

表皮から角層が構築される

ケラチノサイトは表皮の最深部で分裂する。その中のあるものが表面に向かう。最表層でラメラ顆粒《かりゅう》という脂質を含んだ顆粒が現れる。最近になって、ラメラ顆粒は表皮表面でそれぞれが融合し網目状の構造体になることがわかった。[2]やがて、ケラチノサイトが死ぬと、その脂質は細胞の外へ押し出され、平たくなった細胞間隙を満たす。そして角層ができる。

この角層は、常に更新されている。お風呂で身体を洗って洗面器でタオルをすすぐと浮いてくる垢《あか》が、不要になって剝《は》がれた角層の成れの果てだ。古くなって皮膚表面から剝がれ落ちる。失われた分は、常時、補充される。数理生物学者の本多久夫博士は、角化細胞がケルビン14面体という幾何学的構造を持っているため、古くなった角化細胞がシートではなく一つ一つバラバラに落ちていくことをシミュレーションで示している[3]。角化細胞は少しずつ剝がれるので、ふだんは気がつかないが、ぼくは、それを数週間分、まとめて目撃する機会があった。転んで左脚のアキレス腱が切れた。その後、6週間、気の毒な左脚の下半分がギプスで覆われた。当然、風呂で洗われることもなく、古い角層、垢が蓄積した。なんとかアキレス腱がくっついて、ギプスを剝がしてもらった脚を見て驚いた。6週間分の垢がシート状になっていて、魚のウロコのように見えた。風呂に入ると、シート状にぼろぼろ古い角層が剝がれた。今思えば貴重な体験だったので、写真を撮っておけばよかった。当時は不自由な脚が気になっていて、皮膚の研究者であることを忘れていた。

角層は死んだ細胞の集積であり、皮膚の研究者に――そのほとんどが皮膚科の医師だが、死んだ細胞の集積に興味を示す人はいなかった。

ぼくが知っている範囲で、最初に角層の重要性に気がついたのはペンシルバニア大学のアルバート・クリーグマン博士だ。20世紀最大の皮膚科学研究者の一人だと言っていいだろう。様々な皮膚の研究で知られているが、1964年、角層が平たくなった角化細胞の層から形成されていることを報告し、角層が水を通さないこと、そのため身体からの水の喪失を防ぐ役割を果たしていることを最初に指摘している。[4]

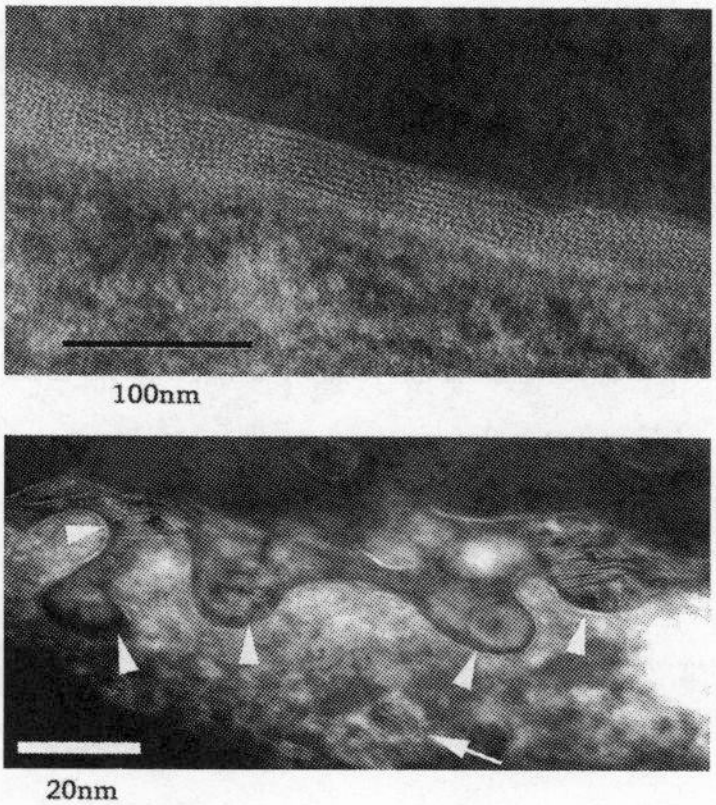

角層細胞間脂質(上)、
ラメラ顆粒から放出される脂質(下)

クリーグマン博士の偉大な側面の一つには、皮膚機能を物理学的に測定するという斬新な試みを始めたことがある。1967年、水蒸気濃度を測定する機器を改良して角層を通して蒸散する水分量の検出方法を確立した。[5]経皮水分蒸散量（Transepidermal water loss）として、ぼくも含め、皮膚のバリア機能の研究者の多くが、この方法を用いて研究している。

その当時、博士研究員としてクリーグマン博士の研究室に留学していた田上八朗博士（東北大学名誉教授）は、帰国後、電子工学の研究者と角層に含まれる水分量を高周波電流で測定する機器を開発し、これも皮膚科学、化粧品業界で広く使われている。[6]

　そのバリア機能の生物学的メカニズムの研究を精力的に進めてきたのがカリフォルニア大学サンフランシスコ校のピーター・イライアス博士たちである。電子顕微鏡による組織解析の専門家として出発した彼は1975年、前に話したように脂質を含むラメラ顆粒が、やがて角化の際に細胞外に放出され、角層の細胞間隙で脂質が層状構造を形成することをいくつかの異なる電子顕微鏡を使った映像で示した。[7]

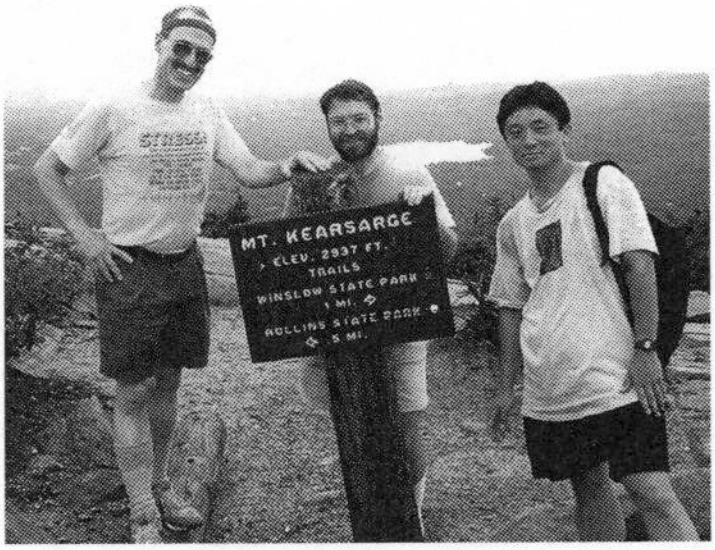

左からイライアス博士、ファインゴールド博士、筆者（1995年）

　その後、イライアス博士は脂質代謝の生化学、分子生物学の研究者であるファインゴールド博士らと角層バリア機能の多面的な研究を展開し、哺乳類の角層バリア機能研究では世界をリードし続けている。

自律する表皮

　ぼくは1993年から2年間、イライアス研究室で研究する機会を持てた。ぼくがイライアス博士の研究室に留学したいと思う決め手になった彼らの論文がある。

　角層のバリア機能は、皮膚に何度かセロテープを貼り付けて剝がしたり、マニキュア除光液にも含まれる、脂質を溶かすアセトンのような溶剤で皮膚表面を何度もぬぐうと壊れる。健康な皮膚では角層を通って蒸発する水分はごく微量だけど、そのようにして角層バリア機能を壊すと、皮膚からの水分蒸散量は劇的に増える。その水分蒸散量をバリア機能を壊した直後から測定していくと、最初の数時間で水分蒸散量は半分ぐらいになる。つまりバリア機能が半分ぐらい回復する。それ以降も少しずつ水分蒸散量は減り、72時間後には元に戻る。つまり角層バリア機能はここで完全に回復する。

　ぼくが驚いた彼らの論文は、バリアを壊した後、水分を透さないプラスチック膜などニセモノのバリアで覆うと、バリアが壊されたことには気づかず回復しようとしない。一方、水蒸気を通すゴアテックスのような素材で覆うと、バリア機能は回復する。つまり破壊された後の表皮は、皮膚表面からの水分蒸散量、言い換えればバリア機能をモニターしながらその回復を進めるというものだった。[8] つまり、表皮は脳に頼ることなく、常に自分の状態をモニターしながらバリア機能を調節しているということだ。「表皮には知性があるのか！」と感動して、皮膚の研究を学ぶのなら、この研究室にしたいと考えた。

その後、バリア機能回復のしくみもわかってきた。

なんらかの外的刺激によってバリア機能が破壊されるとすぐにまず、すでに表皮上層にあるラメラ顆粒からの脂質の分泌が加速される。角層に供給された脂質は細胞と細胞の間できっちり整列する。これが応急措置だ。その後、新しいラメラ顆粒、その内容物である脂質を新しく合成するプロセスが加速される。そのためバリアの回復の経過を観察すると、先ほど話したように、最初の数時間で半分近く回復し、その後、ゆっくり完全な状態になるまで回復が進む。つまり二段階のプロセス――もともとあったラメラ顆粒で応急措置をし、その後、時間をかけて脂質の新たな合成で回復は完成される。この回復プロセスはバリア破壊後、皮膚からの水分蒸散をプラスチック膜などで止めると、いわば表皮の回復システムが「角層は修理された」とだまされて作動しなくなるのだ。

肌の色が教えてくれる、人類の皮膚の進化

人類が体毛を失ったとき、角層のシステムも強固になったのではないか――これはイライアス博士の主張だ。ぼくも同様に考えている。[9]

人類が体毛を失ったのもアフリカで起きたことだろう。赤道付近の環境で、降り注ぐ強

烈な紫外線を防御するには表皮の下にあるメラノサイト、メラニンという皮膚の色を黒くする物質を作る細胞だが、これがメラニンを多く作る必要がある。

ここで人類に近いゴリラやチンパンジーに目を向けてみると、彼らの地肌は白い。実は「体毛を失ったのは120万年前」という根拠になったのは、このメラニンを合成するシステムが現生人類並みに完成されたのが、その時期だ、という分子生物学的研究の成果による。

その後、人類はアフリカを離れ、ユーラシア大陸に渡り、北に広がる者たちもいた。すると今度は、メラニンは必要がなくなってきた。

紫外線は強すぎると皮膚に炎症を起こし、ガンを引き起こしたりする。しかし、紫外線は少しは必要なのだ。骨の形成に必要なビタミンDは、表皮ケラチノサイトが紫外線を受けて合成される。赤道に近い地域では紫外線量は過剰にあり、それらのほとんどはメラニンで防がなければならない。そのため、メラノサイトがメラニンを多く合成し、その結果、肌の色が黒いものたちが生き残った。しかし北ヨーロッパなどでは紫外線量は少ない。そこで黒い肌を持つものは紫外線が足らず、骨の形成異常で生き残れなかった。その結果、たとえば北欧では「透き通るように白い肌」、正確に言えばメラニンが少ない皮膚を持つものが生き残った。

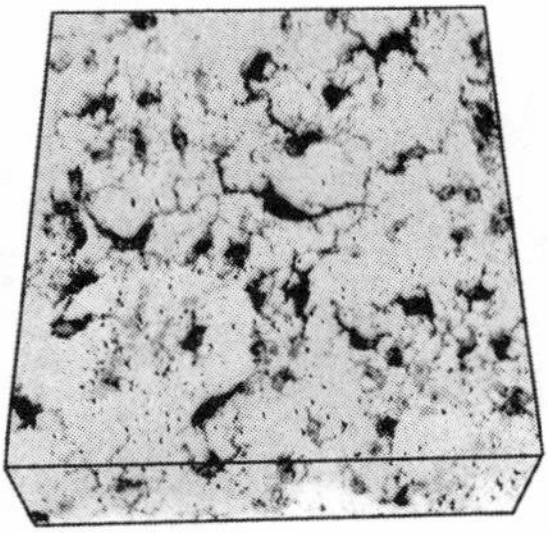
表皮内メラノサイト

　メラノサイトはメラニンを作る以外にも重要な役割を持っている。それは表皮を酸性にすることだ。人間の皮膚表面は酸性で、ｐＨが5程度だ。これが角層を形成する必須の条件であることをイライアス博士たちは証明した。皮膚表面を中性からアルカリ性（ｐＨ7以上）に保つと角層バリア機能は低下する。逆にバリア機能が低下するアトピー性皮膚炎などの場合、ｐＨは高い。だから皮膚表面を酸性にしてやると、バリア機能が改善されるのだ。その理由はバリア機能の維持に関わる酵素などが機能するためには酸性の条件が必要だからだ。[10]

　イライアス博士は、乾燥環境で体毛を失った人類の祖先がメラノサイトの機能を高めたのは、メラニンの合成量を増やすだけではなく、堅牢な角層バリア機能を持つためだと考えている。[11]

　人間の角層は今も進化を続けている、という遺伝子解析の結果がある。世界中のインド系の人たちの遺伝子解析を行ない、それぞれの人が住む環境因子、紫外線量や湿度との関連を示した研究だ。

　インドは広大な国であり、そこで生まれた人の肌の色も違いが大きい。マハトマ・ガンジーのように濃い肌色の人もいれば、フレディ・マーキュリーのようにイギリスで活躍していても目立たない白い皮膚の人もいる。さらに古代文明の礎を築き、ラマヌジャンのような優れた数学者を輩出した民族的な才能のせいだろうか。アメリカの巨大なIT企業の重役だったりする。

その多様で、世界中で活躍するインド系の人たちの表皮に関する遺伝子と、住んでいる場所の環境因子を調べた論文がある。その結果、ケラチノサイトが角化に至るまでの分化のプロセスに関わる遺伝子の75%、角化に関わる遺伝子の80%が環境湿度に伴って変化していることがわかった。また皮膚の色、メラニン合成に関わる遺伝子も乾燥環境下で変異が起きていた。ここでもイライアス博士の考察の正しさは確認できたと言える。角層を形成するタンパク質はケラチンと呼ばれる。毛の成分もケラチンだ。角層を形成するケラチンは類人猿と異なっているが、毛のケラチンには大きな差がなかった。これは人類の祖先が体毛を少なくしてから、もっぱら角層について、それぞれの居住環境に応じた進化が続いてきた結果だと考えられている[12]。

全身を顔にした人類

人間の角層は身体の場所によって層数が違う。田上博士らによれば、顔の角層が最も薄い。角化細胞の層数は9ぐらいだ。胴体が13、四肢が13〜16。厚いのは手のひら50、足の裏55、一番層数が多いのはかかとで、86層ぐらいある。[13]

田上博士は、また、人間の顔の皮膚は、他の部分の皮膚が軽い炎症を起こしているような状態だという。[14]角層は薄い。当然、バリア機能は低い。肌荒れ、専門的に言えば表皮増殖性異常、表皮から角層へのターンオーバーの速度が速くなった状態が顔の皮膚だ。

ぼくは、これにも進化論的な見方ができると考えている。

動物の中で、大型のサル、ニホンザル、ヒヒ、類人猿と呼ばれるオランウータン、ゴリラ、チンパンジー、ボノボの顔には毛が無い。彼らの顔は平面的で、そこに目と鼻と口が配置され、両脇に耳がある。それら以外の哺乳類、たとえば、牛や馬やネズミの場合、両眼は頭部の両脇についていて、その上に耳がある。鼻は頭部の先端にあって、その下に口がある。彼らの顔、と、いうより、頭部の感覚器の配置は、魚類の頃から変わっていないとも言える。

眼が頭部の両側にあると、視野が広くなる。肉食獣に狙われる草食動物の場合、広い視野はいち早く敵の出現に気づいて逃げ、生き残るために役に立つだろう。一方で狙う方の肉食獣、ライオンなどのネコの仲間の場合、平たい顔に両眼が並んでいる。顔という平面に眼が並んでついていると、立体視、つまり3次元映像が得られる。簡単に言えば、目の前のものの距離がわかる。試しに前を見て、左目、右目を閉じてみる。目の前のものが右、左にずれる。両目で見ているときは、その左右の眼で得られた異なる映像が、脳で処理され、奥行きのあるイメージになる。獲物を狙う側の動物にとっては、獲物までの距離がわかることが必要だ。

サルにはベジタリアンもいれば雑食、肉食のものもいるが、おそらくは樹上生活が長かったためだろう。木の上では広い視野があっても枝葉にさえぎられて意味がない。むしろ、これから飛び移ろうとする枝までの距離を把握する方が大事だ。そのため、立体視ができるように平たい顔に両眼が並んだ種が増えたのだろう。

人間を含む大型のサルの場合、感覚器という観点から眺めると、視覚、聴覚、嗅覚、味覚の感覚器、センサーが平面状の顔に集約されている。

その「顔」の毛が無いのは、もう一つの感覚、触覚、さらには前に話した様々な表皮の感覚も「顔」の部分で鋭敏になっていることによるのではないか。つまり五感が「顔」という平面に集められている。様々な環境変化を感知するセンサーが集約されているのだ。これは、何かの変化が周囲で起きた場合、「顔」を回して、その変化をとらえるため、五感を総動員するためだったのではないか。脳に近い「顔」にセンサーを集中させることによって、環境の変化をより早く獲得し集約し脳に判断させるためだったのではないだろうか。

人間の場合、全身を顔にしたと言える。広義の視覚、聴覚、嗅覚、味覚を持つ表皮を全身、環境にさらしたのだ。

そして、人間の顔の角層が薄いのは、環境変化に敏感な顔にするためではなかったか。ターンオーバーが速い表皮では、表皮を構築するケラチノサイトの更新が早くなっている、つまりケラチノサイトの多様なセンサー機能が、より新しい状態に保たれている、それが生存につながったのではないだろうか。

かつては単なる垢の素であるとされた角層。その後の研究で、乾燥から命を守る役割があることが見出された人間の角層、その解剖学的な部位差、それもまた人類史の中では生存戦略の要因の一つだったと考えられる。

バリアはどのように回復するか

本章のはじめに水分蒸散量をモニターしながら角層バリア機能の回復過程を観察する方法について話した。ぼくが留学中に学んだこの技術で、角層バリア機能の異常が起きる場合のメカニズムや、それを改善する方法が見つからないだろうか。それがわかると、人間の祖先が体毛を無くした理由、体毛を無くしたことによって、もたらされるメリットが見えてくるのではないか、と考えた。実際、前に話した、光（色）、電気、音、大脳情報伝達物質が表皮に作用するという発見は、バリア回復実験がきっかけだった。また、留学前に感銘を受けた「表皮が角層バリア機能をモニターしながらダメージを修復する」というメカニズムについても解明できるのではないか、そう考えて様々な実験を行なった。以下、それらの研究結果のいくつかと、見えてきた角層バリアの維持機能のしくみについて話そう。

　光については、光の三原色、赤、緑、青の光がバリア回復に及ぼす影響を調べ、赤い光は回復を促進し、青い光は回復を遅らせた。[15] 後で網膜にある光の強弱や色を識別するタンパク質が表皮にあることも発見した。[16]

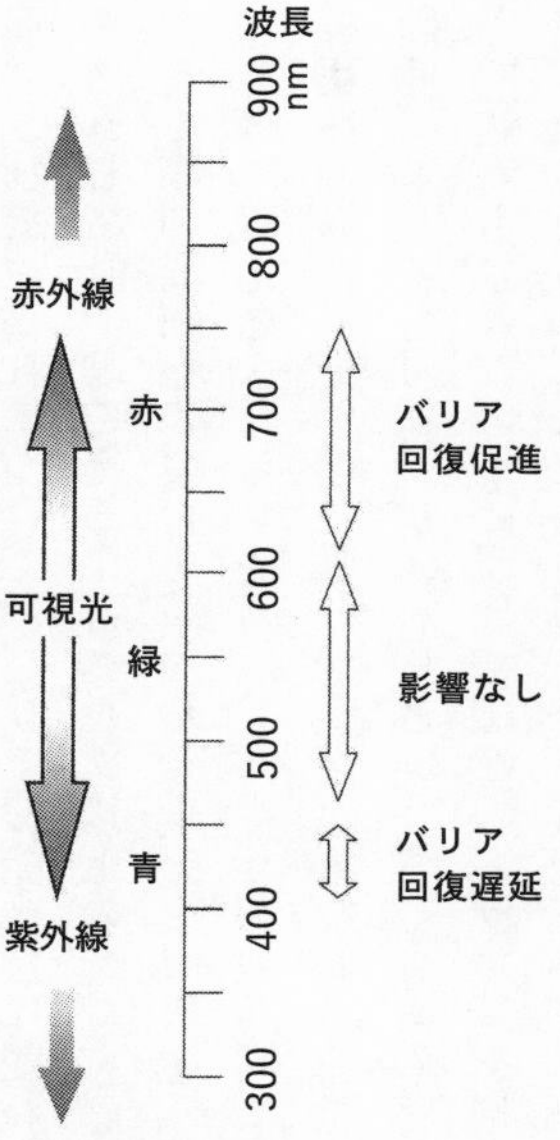

バリア機能に作用する光

　健康な皮膚の表面は表皮の深部に対してマイナス十数ミリボルトの電位差を示す。[17] 電気については負の電位を負荷する、つまり負の電荷を持つ電子を皮膚表面に供給するとバリア回復が促進された。[18]これについてはバリア機能維持に関わるので、後で詳しく話そう。音では、かろうじて耳で聴こえる1万ヘルツ以上の音で、バリア回復が早くなった。[19]神経情報伝達物質では神経細胞の興奮を鎮める分子を皮膚に塗ると、バリア回復は促進された。[20]

皮膚に変化をもたらす要因は、ぼくたちの内側にも存在する。その一つがホルモンだ。

女性の場合、更年期に肌の状態が悪くなる。乾燥する、という報告がある。あるいは性周期によっても肌状態が変わるという報告もある。[21]体毛があった頃には気にも留めなかった問題かもしれないが、現代ではこのトラブルを抱える人は少なくない。実際のところはどうなのだろう。これを角層バリア機能実験で検証できないか、試みた。更年期、性周期で変化するのは、性ホルモンだ。たとえば更年期には女性ホルモンと呼ばれるβ-エストラジオールが減って、男性ホルモンとして知られるテストステロン、アンドロステロンが相対的に多くなる。いったん角層バリアを破壊した後、これらを塗るとどうなるかを観察した。男性ホルモンの塗布は、バリアの回復を遅らせた。そこに女性ホルモンをいっしょに塗ると、今度は回復速度の遅れが緩和——つまり順調に回復していった。[22]どうやら更年期の肌状態の悪化は、女性ホルモンと男性ホルモンのバランスの変化によるものらしいということがわかってきた。

性周期と肌状態の関連について言えば、黄体期、排卵から月経までの期間だが、そこで

アンドロステロン

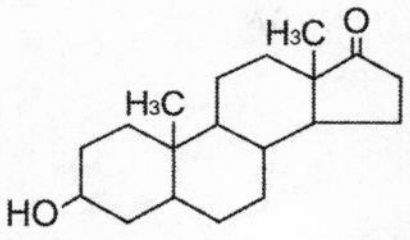

テストステロン

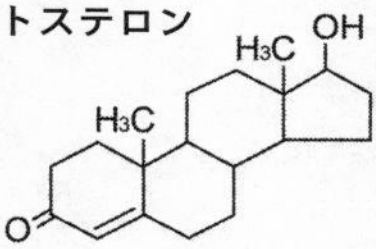

β-エストラジオール

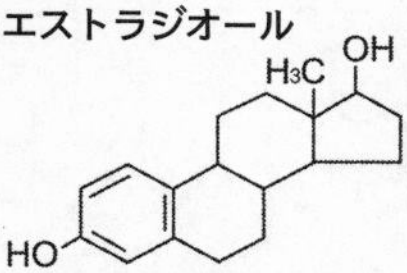

バリア機能に作用する性ホルモン

肌の異常を訴える人が多いようだ。その時期に注目すると、ここで上昇するのが黄体ホルモン（プロゲステロン）だ。前に女性ホルモン（β－エストラジオール）が男性ホルモンによるバリア回復の遅れを改善すると話した。ところが黄体ホルモンと女性ホルモンをバリア破壊後に塗ると、回復は遅れてしまったのだ。黄体期の肌状態の悪化も角層機能の低下による可能性がある。

では、どんなメカニズムでこれらのホルモンは角層に影響するのだろうか。これらのホルモンはとても似た構造をしている。

これらのホルモンは水をはじき、脂になじみやすいと考えられる。そこで細胞膜やラメラ顆粒を構築するリン脂質と呼ばれる脂質の膜への作用を調べた。すると女性ホルモンはリン脂質膜をしなやかに丈夫にし、一方、男性ホルモンや黄体ホルモンはリン脂質の膜を壊れやすくすることがわかった[23]。角層バリアを構築するプロセスでリン脂質膜が丈夫であれば、そのプロセスはスムーズに進むが、膜が壊れやすいと、そのプロセスにも障害が起きる。何かの物質のリン脂質

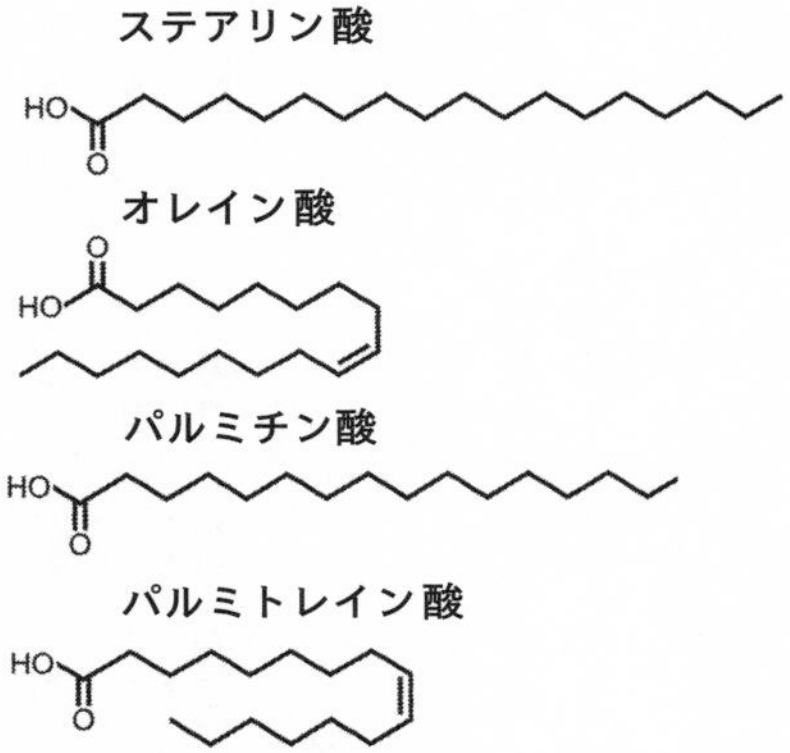

バリア機能に作用する脂肪酸

膜への作用は、角層バリア機能と密接な関係があるようだ。
よくある肌トラブルにニキビがある。細胞間脂質ではなく、皮脂腺という孔から分泌される脂肪酸が角層バリア機能を低下させ、さらに炎症を起こすものだ。皮脂腺に含まれるものは遊離脂肪酸と呼ばれる分子だ。炭素鎖に二重結合がないステアリン酸、パルミチン酸を皮膚に塗っても何も起きなかったが、それぞれに二重結合が一つあるオレイン酸、パルミトレイン酸を皮膚に塗るとバリア機能が低下した。[24]
これらについてもリン脂質膜への作用を調べた結果、ステアリン酸、パルミチン酸はリン脂質膜に作用しなかったが、オレイン酸、パルミトレイン酸はリン脂質膜を壊す作用があった。[25]
ぼくが留学前に博士論文として提出した研究では、健康な人の角層と、角層にダメージを与えて人為的に肌荒れを起こした皮膚の角層、その中の脂質分子の並び方、細胞間隙にパッキングされる状態を赤外線スペクトル法という手段で検証した。

その結果、肌荒れ皮膚の角層の中の脂質の並び方が緩くなっていること、脂質の並び方の緩さと、角層のバリア機能、つまり角層を通り抜けて蒸発してしまう水分量の間に相関が認められた[26]。

どうやらリン脂質膜への物質の作用を調べることで、角層バリア機能を良くする物質を見つけることができそうだ。

もう一度、角層バリア機能が作られるプロセスをおさらいすると、脂質を含んだラメラ顆粒の中身が角層へ供給される。供給された脂質が角層の細胞と細胞の間で整然と並ぶ。これらのプロセスを促進する物質を見つければ、角層バリア機能を高め、健康な皮膚がもたらされるに違いない。帰国後、ぼくは化粧品会社の研究員に戻った。そこでよく化粧品に使われる原料のリン脂質膜への作用を調べ始めた。

肌のうるおいを保つ「保湿剤」としてグリセロール（グリセリン）、エリスリトール、キシリトールなどという多価アルコールと呼ばれる原料がある。あるいはフルクトース（果糖）と呼ばれる糖も保湿剤として使われる。これらの物質のリン脂質膜への作用を調べた結果、リン脂質膜をしなやかにし、ラメラ顆粒の供給を促進することが予想され、その後、これらの物質がバリア機能回復を促進することが確認された[27・28]。

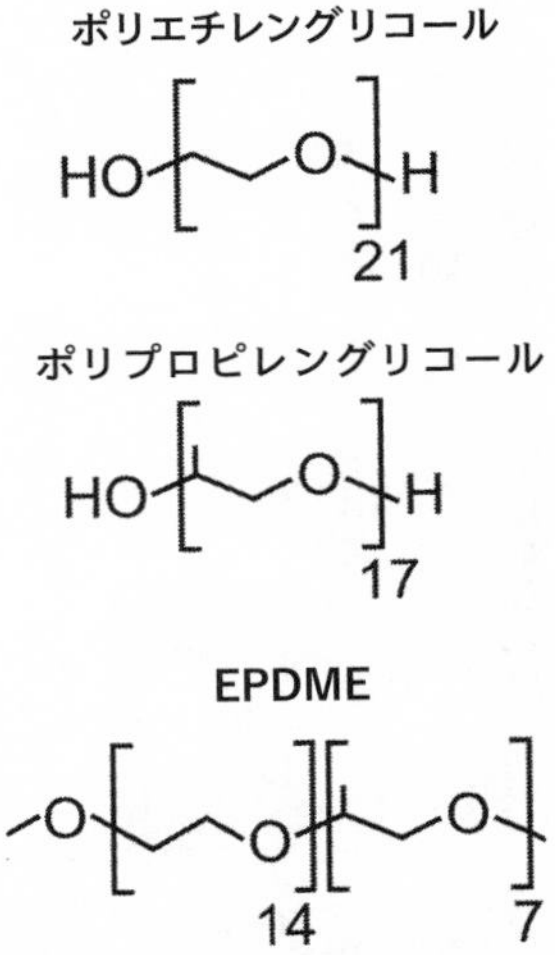

バリア機能に作用する高分子

水に溶ける高分子も化粧品の保湿剤などとして使われる。そこでポリエチレングリコール（ＰＥＧ）、ポリプロピレングリコール（ＰＰＧ）、そしてそれらをつないだ高分子ＥＰＤＭＥがリン脂質膜にどう作用するか同僚のＵ博士が調べた。その結果、ＰＥＧもＰＰＧもリン脂質膜への影響はなかったが、それらをつないだＥＰＤＭＥにはリン脂質膜をよりきっちり並べる効果があることがわかった。ＥＰＤＭＥには角層バリア機能を向上させる効果があることはすでにわかっていた。そこで二光子レーザー顕微鏡という機器を使って、ＥＰＤＭＥを塗った後の角層の細胞間脂質を調べると、脂質分子がより緊密に充填されていることが確認できた[29]。

これらの実験結果から、角層バリア機能の維持には、まず細胞間脂質の供給が重要であり、さらに角層になった後の細胞間脂質の緊密さが重要であることがわかった。

これは陸に棲み、体毛を失った人類にとってとても大切なことだろう。たとえば海に戻ったイルカやクジラの表皮にもラメラ顆粒は存在するが、角層細胞間には放出されず、角層細胞内に留まり、おそらくは遊泳のために役立っていると考えられている。

バリア機能回復の鍵は？

前節で、角層バリア維持機能は、ラメラ顆粒の合成、その内部の脂質の放出、角層細胞間脂質の構築である、と話した。そして、それは常に更新されている。ダメージを受けると、それらのプロセスが加速される。

とにかく「いつも動いている」のだ。何かを動かすためにはエネルギーが必要だ。生きている表皮、角層の秘密はそこにあった。

健康な表皮では、裏を基準にすると表面にマイナス十数ミリボルトの「電位差」がある。これは角層のバリア機能維持の駆動力だとぼくは考えている。なぜなら角層バリアを破壊すると、その電位は消え、バリア機能の回復に伴って電位も戻るからだ[30]。

表皮の電位差がバリア機能の回復の鍵を握るなんて、突拍子もなく聞こえるかもしれない。最初は、金属イオンがバリア機能に及ぼす影響を調べたのがきっかけだった。

カルシウムイオンをバリア破壊後の皮膚に塗ると、バリア機能の回復が遅れる。カリウムイオンでもそうだ。ぼくの前にサンフランシスコの博士研究員だったリー・スンハン博士が、ナトリウムイオン、これは塩化ナトリウム、すなわち塩水を塗ったのだが、バリア回復の速度に影響しないことを発見していた[31]。

ぼくは、もっといろんな金属イオンの溶液の効果を調べてみようと、塩化マグネシウム、塩化亜鉛、塩化マンガン、塩化鉄など、「塩化物」の水溶液を塗ってみた。

その結果、イオンになったとき、金属イオンが2価以上のプラスの電荷を持っていた場合（化学的にはMg^{2+}などと書く）、それらはカルシウムCa^{2+}以外、すべてがバリア回復を促進した。一方で1価のイオンではカリウムK^{+}以外のナトリウム、ルビジウムなどの塩化物はバリア回復時間に影響しなかった[32]。

さらに検討すると、塩化マグネシウムに同じモル数の塩化カルシウムを加えると、塩化マグネシウム単独よりバリア回復が早くなった。どちらも化粧品の原料なので、すぐ新製品に応用されることになったが、なぜそうなるのかわからない。カロリンスカ研究所のフォルスリンド博士は、電子線解析という方法を用いて、表皮の最表層で、カルシウムイオンとマグネシウムイオンの濃度が高いことを報告していた[33]。さらにカリフォルニア大学のマウロ博士らは、バリアを破壊すると、そのカルシウムイオンの分布が消えることを報告した[34]。

ぼくは、それを実際に「見る」方法がないかと考え、最終的にはこれを発明してアメリカの特許を取った。

ぼくの研究の常は、低コストで簡単にできる方法だ。このときは寒天溶液を使ってみた。寒天溶液にカルシウムイオン、あるいはマグネシウムイオンとくっつくと蛍光を発する化学薬品を溶かしておく。そして、その寒天溶液を顕微鏡観察用のスライドグラスの上に塗りつける。一方、皮膚のサンプルは瞬間凍結し、その薄いスライスを、寒天薄膜の上に乗せる。そして蛍光を観察すると、カルシウムイオン、マグネシウムイオンが表皮表面に高い濃度で存在していること、バリア破壊後、それが拡散してしまっていることが確認できたのだ。[35]

つまり、表皮の中でバリアが破壊されたとたん、表皮最表層に集まっていたカルシウムイオンやマグネシウムイオンが、ぱーっと拡散してしまうのだ。

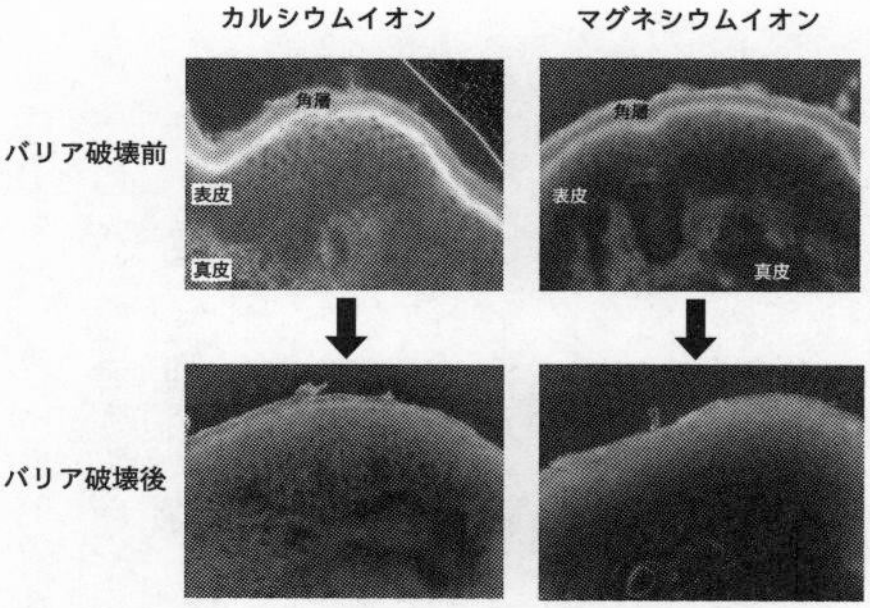

表皮内のカルシウムイオン、マグネシウムイオンの分布

表皮という、ゆっくり角層を形成し、垢になって消えてゆく薄っぺらな組織の中で、そんなすばやい動きが起きているとは意外だった。ぼくは、なんとか、その速い出来事をリアルタイムで観測できないだろうかと考え始めた。20世紀の終わり頃だ。

生体組織の内部をリアルタイムで観察する方法は当時からあった。二光子レーザー顕微鏡という装置である。しかしその頃は1億円近い値段で、勤務先に申請しても却下された。とある裕福な研究機関に、使わせてもらえないかと交渉したが断られた。

そこでタダで使える自分の頭で考えた。大学の授業で学んだ現象で「濃淡電池」というものがある。イオンの動きが、ある程度自由な、たとえば円柱状の水を含んだ寒天の中で、片方の端で2価のイオンの素、たとえば塩化カルシウムや塩化マグネシウムの濃度を高くし、もう一方の端は低くしておく（ゼロでもいい）。塩化カルシウム、塩化マグネシウムは寒天の中の水でプラス、正の電荷を持つカルシウムイオン、マグネシウムイオンと、マイナス、負の電荷を持つ塩素イオンになる。イオンは濃度が高い場所から低い場所へ拡散する。「塩化ナトリウム（塩）」の粒を水に入れれば、ナトリウムイオンと塩素イオンが拡散する。つまり溶けるのと同じ話だ。

「寒天円柱」の中では、イオン濃度が高い端から低い端へとイオンは拡散する。見た目はイオンが低い端の方へ進んでいくように見える。カルシウムイオン、マグネシウムイオンは電荷も高く（2+）、動きは塩素イオン（1−）より遅い。その結果、寒天の中で塩素イオンが先に進み、その結果、イオン濃度が低かった端がマイナス（負）、高かった端がプラス（正）の電池となる。言い換えれば、寒天の中でカルシウムイオン、マグネシウムイオンが進んでいく方向がマイナス（負）になる。

健康な表皮の中では、表皮最上層にカルシウムイオン、マグネシウムイオンが高い濃度で存在する。放っておけば拡散するイオンが高い濃度で表皮表面に常在するということは、健康な表皮の中では、常に深い場所から表面に向かってイオンの流れがあることになる。そう考えると、表皮の底を基準にして、表面がマイナス十数ミリボルトの電位を示すことが理解できる。

それならば、バリア破壊後、表皮表面のイオンが拡散してしまえば、その電位は消える。イオンの局在が戻り始めれば、電位も戻り始める、そう考えた。それをモニターできればバリア破壊の際のイオンの動きを観測することにならないだろうか。

勤務先のガラクタ倉庫から電位差を測定する装置を見つけてきて、電気化学に詳しい茨城大学の熊沢紀之博士の研究室を訪ねた。そこで装置の使い方を教えていただいた。皮膚の組織切片——皮膚は切り取ってから、適切な培養液に浮かべておけば数日は生きていて、これを組織培養系というのだが、まずそれを使って実験した。

組織培養系でも皮膚の裏側に対して表にマイナス数ミリボルトの電位差が観測できた。これが生きている細胞たちが作り出している電位差であることを確認するため、細胞の呼吸を止める化学物質を入れたところ、電位差は消えた。電位差は生命現象だ[36]。

そして角層バリアを破壊する前、破壊した後の両方の電位差を測定したところ、破壊と同時に電位差は低下していた。間接的ではあるが、この方法で表皮内のイオンの動きはモニターできそうだ。

その後、様々な実験を試みた。これは第6章でも話すけれど、「表皮の感覚研究」や「コンピュータの中の表皮」の研究にもつながっていく。たとえば細胞では生体膜を介して物質の輸送が行なわれているのだが、その役割を担うイオンチャネル、イオンポンプというタンパク質がある。これらの働きを阻害する化学薬品も電位差を低下させた。あるいは痛みを起こす分子、トウガラシの辛味成分カプサイシンを表皮に塗っても電位差が変化し、表皮にカプサイシンの辛味を感じる機能があることを予想させた。

お肌のコンディションと電位差

実際の皮膚で、電位差を測定できないだろうかと考えた。

皮膚の深い部分と表面とを比較すると、健康な皮膚では表面がマイナス十数ミリボルトの電位を持つ。このことは大学の皮膚科の先生方より心理学を専攻する研究者の方がよくご存知だ。19世紀の末、フランスの神経学者シャルル・フェレ博士（Charles Féré）とロシアの生理学者イヴァン・タルチャノフ博士（Ivan Tarchanoff）が、皮膚表面の電気状態が感覚刺激、情動変化によって変動することを発見した。その後、著名な心理学者カール・ユング博士も研究手段として利用している。その電位は汗腺の動きによるものだと長らく考えられてきた（『皮膚電気活動』新見良純、鈴木二郎編、星和書店）。しかし１９８２年、汗腺がない唇の皮膚などでも電気現象が観察され[17]、表皮が起電力を持つことが示唆された。話は戻るが、ぼくが表皮の中のイオンの動きを見るために表皮の裏表の電位差を測定したのは、そういういきさつを知っていたためでもある。

心理学の実験の際、基準にする場所の角層をセロテープで剝がすなどしてダメージを与えるのが定番の方法だった。そうすれば、実は表皮の電位差がなくなることは確認済みだ。そこで自分の腕で実験したところ、バリアの破壊と同時に電位差（基準点に比べマイナス十数ミリボルト）が消えた。そして24時間、継続的にバリア機能と共に電位差を測定したところ、バリア機能の回復と並行して電位差も元に戻っていった[30]。

この電位差が皮膚の状態、俗に言えば「お肌のコンディション」の評価にも使えると考えた。しかし基準点のバリアを破壊するのは被験者に負担がかかる。そこで舌の裏を基準点にして測定してみたところ、バリアを破壊してダメージを与えた部分を基準にした場合と相関があった。つまり舌の裏を基準にすれば、被験者は電位測定のためのチューブを口に入れるだけで、顔でも腕でも、その場所の電位が測定できる。この方法では表皮の加齢変化、あるいは「肌状態の変化」も評価できることが証明されたのだ。

さて、そういうわけで皮膚表面の電位とバリア機能は並行して変化する。それならバリア機能を維持する原動力が、この電位差というエネルギーではないか。バリアを破壊して電位差がなくなった皮膚表面にマイナスの電位を負荷すれば、バリアの回復が早くなるのではないだろうか。

さっそく実験してみた。一定の電圧、マイナスとプラスの電位0・5ボルトをそれぞれバリア破壊した場所に1時間負荷してみると、予想通り、マイナスの電位を負荷したところでバリア回復は促進され、プラスの方は遅れた。[20]

皮膚表面にマイナスの電位を負荷するのは、実は電源なしでもできる。たとえば金属（金と白金以外）は、空気中ですぐ錆《さ》びる。つまり表面に酸化膜（錆）ができるので、よく磨いて、バリア破壊した場所に乗せるのだ。金属の中には自由電子といって、動き回れる電子があり、これはマイナスの電荷を持っている。自由電子があるから金属には電流が流れる。電流は言うまでもなく電子の流れなのだ。一方で乾いた皮膚はタンパク質や脂質からできている。自由電子はない。ここに金属を乗せると、少しの自由電子が皮膚表面に移る。そして皮膚表面はマイナスの電位になる。その結果、バリアの回復速度は早くなった。ここで金属からアースを取ると、自由電子はアース、つまり地球の方へ行ってしまうので、バリア回復促進機能はなくなる。[37]

あるいは電解質高分子といって、水の中でイオンになる高分子がある。たとえば化粧品原料のヒアルロン酸ナトリウムは水の中でマイナスの電荷を持つヒアルロン酸とプラスの電荷を持つナトリウムイオンになる。これをバリア破壊した皮膚に塗ると、高分子であるヒアルロン酸は皮膚の中に入れない。しかしナトリウムイオンは少し入る。その結果、皮膚表面をマイナスの電荷を持ったヒアルロン酸が覆う形になる。これを界面電気二重層というが、このとき、バリア回復は早くなる。[38]

この話をベースメイクアップ商品の開発部署にいる研究者に話すと「バリアの回復を早くするメイクアップ製品はできないだろうか」と無茶を言ってきた。ベースメイクアップの原料は無機顔料で皮膚の中には入らない。しかし、塗ったら界面電気二重層ができる素材があるかもしれない。そこで、よく使われるファンデーション原料のバリア回復効果を調べたら、硫酸バリウム──胃のレントゲン写真に使われる白い紛体だが、なんとこれにバリア回復促進効果があった。なぜだ⁉ と、水に分散してみたら、その表面がマイナスの電位を帯びることがわかった[39]。

そういうわけで皮膚表面電位は、バリア機能維持、バリアが破壊されたときは、回復を促進する因子であることがわかってきた。話を戻せば、それは濃淡電池、つまりカルシウムイオン、マグネシウムイオンが偏在することでもある。電位とイオンの偏在は、同じコインの表と裏なのではないか。

2010年、国立研究開発法人科学技術振興機構のプロジェクトCRESTに「生理学と協働した数理科学による皮膚疾患機構の解明」という研究テーマが採択され、億単位の予算を獲得した。すぐさま、長年の憧れであった二光子レーザー顕微鏡を導入した。そこで正常な皮膚の組織培養系に電位を負荷し、その際の表皮内のカルシウムイオンの分布に対する電位負荷の作用を調べた。同時に、バリア機能維持の要の一つであり、バリア破壊後脂質の分泌を加速させるラメラ顆粒の変化の透過型電子顕微鏡による観察も行った。その結果、カルシウムイオンの局在は、皮膚表面に対するマイナスの電位負荷でより顕著になり、それと共にラメラ顆粒の分泌も促進されていることが確認された[40]。

結論を話すと、皮膚角層バリア機能の原動力は濃淡電池、表皮内のカルシウムイオンなどの偏在による電位差なのである。

おそらくこのシステムはクラゲのような多細胞生物が現れた頃から、その原型はあったと思う。それから陸棲の脊椎動物が出現したとき、完成したと想像される。両生類にはもう角層があるからだ。

生き物には様々な電気システムがある。神経系がそうだし、筋肉系もそうだ。植物の動き、あるいは粘菌の運動にも電気が関わっている。そもそも「電気」が発見されたのは、カエルの筋肉に異なる金属を触れさせたとき、筋肉が収縮したことがきっかけだった。

多細胞生物の進化の中で、最も早くできた臓器である表皮、それを維持する原動力が電気であるということは、これらの研究結果を得た後では、さして不思議なことではないと思う。

加齢変化と電池切れ

さて、角層のバリア機能について話したので、最後にその加齢変化、齢をとると何が起きるか、についても話しておこう。

高齢者の皮膚は乾燥する。傷が治りにくい、といった話はあったが、精密な検討はなされていなかった。1993年、田上博士との共同研究でぼくらは、老人性乾皮《かんぴ》症の患者さんの皮膚、若い健康な人の皮膚の化学的な比較、電子顕微鏡による微細な構造変化の比較を行なった。その結果、角層の層数は高齢者の方が多く、バリア機能を示す角層を透ってくる水分量も低かった。ただ角層の中のアミノ酸の量、その原料になるケラトヒアリン顆粒は減っていた。そのため、角層が乾燥状態になったのだろう。ただ、その段階で歳をとって皮膚の状態が悪くなる、その理由はわからなかった[41]。

1995年、イライアス研のガディアリ博士は、人間とマウスで、加齢に伴い、角層バリア機能が壊れやすくなること、さらに重大なこととして、壊されたバリア機能の回復が若い人、マウスに比べて遅いことを明らかにした。たとえば若い人間（20〜30歳）の場合、バリア破壊後、72時間すれば、本来の80％ほど機能は回復する。しかし高齢者（80歳以上）では40〜50％しか回復しないことを発見した[42]。高齢者の角層は壊れやすく、そして壊れた後は治りにくいのだ。これが高齢者の皮膚のトラブルの原因だろう。

さて、前に角層バリア機能の維持には、表皮内のカルシウムイオン、マグネシウムイオンの局在が寄与している、と話した。それなら加齢に伴い、表皮内のカルシウムイオンの分布は変化するだろうか。

今世紀初め頃、藤田保健衛生大学の皮膚科学研究室と共同研究をする機会があった。そこで、様々な手術の際、切除された顔面の皮膚の切片、3ミリ平方もないぐらいのものを

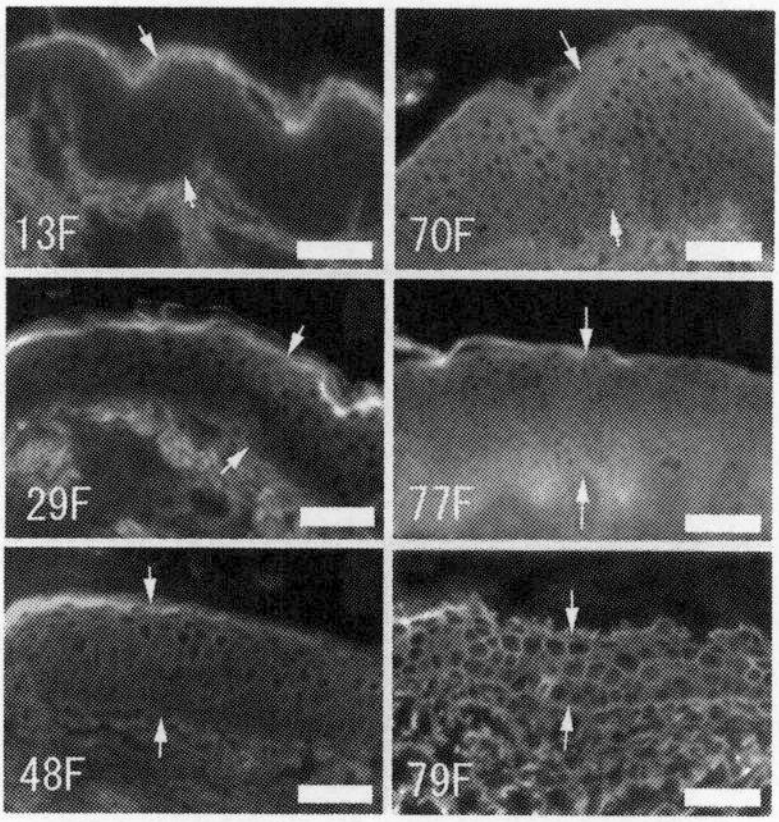

女性の顔の表皮内カルシウム分布（数字は年齢、白線は50マイクロメートル）

瞬間凍結してもらい、ぼくがその切片、表皮の中のカルシウムイオンの分布を視覚化した。その結果、若い人の表皮ではカルシウムイオンが表皮表面に局在しているのに対して、高齢者の表皮でははっきりした局在が見られないことがわかった。[43]

さらに後年、若年者（21～35歳）と中年（45～59歳）の女性の皮膚表面の電位測定をする機会があった。その結果は、表皮の表面と深部の電位差が若年者の方が高い、というものだった。この結果は若年者の方が表皮の中のカルシウムイオン局在が顕著であること、中年の場合、その局在が曖昧になることを示している。[44] また、様々な年齢の人間から得られたケラチノサイトに水圧刺激を与えた場合、加齢に伴い、細胞内カルシウムイオン濃度の変化からの回復が遅くなるというデータも得られた[45]。
表皮の加齢変化、老化は、ケラチノサイトがカルシウムイオンを動かす力の衰退であり、その結果として表皮内のカルシウムイオンの局在が減少することだと言える。

体毛を失った人類は角層という薄い層に生存を懸けた。それは進化の過程で築きあげられた精妙な電気仕掛けの、とても優れたバリアだった。しかしながら、人類は自らの生活環境や寿命までも科学技術で変化させるようになった。その急激な変化の中では角層のシステムの破たんも起きる。環境の劇的な変化は、まず皮膚の最表層に現れるのだ。次章ではもう一つのバリア機能、免疫系について考えてみよう。

第4章

攻防——病原体と皮膚

前章では、人類が体毛を失った頃、外界との境界である皮膚の表皮、角層のシステムが強固になったこととその原動力について明らかにしてきた。それによって、外敵の侵入はある程度まで防げるようになっただろう。しかしどんな時代にも無法者はいるわけで、バリア網をかいくぐってぼくたちの体内に攻め込んできた場合を考えてみよう。そのとき、どんな伏兵を備えているか――それが「免疫」だ。

生き物は常に環境からの危険にさらされている。人間の場合は細菌やウイルスのような病原体が、その歴史においても何度も人間を危機に陥れてきた。そんな病原体に対する防御機能として重要なのが免疫システムだ。人間の場合、免疫システムにおいても皮膚、表皮が、その最前線として重要な役割を担っている。

身体を外部からの有害な侵入者から防ぐシステムも長い進化の中で、次第に精密に、かつ強力になってきた。原始的な多細胞生物では、病原体に共通して存在する特徴を識別し、病原体を捕まえ食べて消化するしくみがある。後で詳しく話すが、人間にもそのシステムはあり、「自然免疫」と呼ばれる。その後、ヤツメウナギのような原始的な魚類から、サメ、エイなどの軟骨魚類、その他の多くの魚類（硬骨魚類）が現れたとき、自己と他者を識別する「適応免疫」と呼ばれるシステムが確立された[1]。

皮膚の免疫機能、特に「自己と他者」を峻別する能力はとても高い。たとえば、様々な臓器移植、組織移植があるが、皮膚の移植はまず無理だ。移植しても、しばらくしたら、すぐ「他人」だと見破られ「拒絶」されて破壊され、剝《は》がれてしまう。皮膚は自己と世界の境界にある。そこで自己と他者を厳しく区別するシステムがあるのは当然だろう。皮膚の免疫機構を知ることは免疫システムの本質を知ることになるかと思う。

皮膚の上の菌

健康な皮膚にも菌が棲んでいる。人間の身体に棲み着いている菌、その分布を「細菌叢《そう》」というが、特に腸内菌叢と免疫との関係については研究が進んでいて、健康な人間の免疫システムは腸内細菌叢との共同関係の中で維持されると考えられている。「常在菌」という言葉は耳にしたことがあるかもしれない。皮膚と共に生きている菌の群れがいて、それらは病原菌の繁殖を抑える働きをしている。

皮膚表面の菌叢についても最近、様々な研究が発表されている。腸にも「善玉菌」と「悪玉菌」がいるように、皮膚にも「善玉菌」「悪玉菌」がいるらしい。善玉菌と呼ばれるのは表皮ブドウ球菌で、皮脂を分解して保湿につながるグリセロール（グリセリン）を作ったりしている。悪玉菌である黄色ブドウ球菌はアトピー性皮膚炎患者の皮膚の上で多く見られるが、ここに健康な人の皮膚常在菌を移植してやると黄色ブドウ球菌が減ったという[2]。あるいはネズミの皮膚に皮膚ガンを抑制する菌が発見されたが、この菌は人間の皮膚の常在菌のメンバーでもある[3]。

皮膚常在菌も進化の過程で変化してきたと予想できる。残念ながら皮膚菌叢は化石として残らない。そこで類人猿と言われるチンパンジーやゴリラの皮膚菌叢と人間とを比べてみると、大きな違いがあった。チンパンジーやゴリラでは様々な菌種が混ざっていたが、人間の皮膚菌叢では二つの科の菌が80%を占めていた。おそらく体毛を無くしてからの環境変化、皮膚や免疫系の進化と共に、皮膚菌叢も進化してきたと想像できる[4]。

さらに最近の報告で、宇宙ステーションに6～12カ月滞在した9人の宇宙飛行士の皮膚や鼻の細菌叢の分析結果も報告されている。その結果、細菌叢の中のある細菌の数が減少する傾向が認められた。おそらくその変化は免疫系にも作用したようで、炎症を起こすサイトカインの血中濃度が高くなる傾向が認められた。論文の著者らは、宇宙ステーションに滞在する際には、たとえば精神的なストレスなど、様々な環境変化があり、同時に、この論文で検証した被検者が9人という少ない数であったため、今後、さらに大きな規模での研究が必要であると前置きしたうえで、宇宙空間での長期生活が皮膚の過敏症、発疹などをもたらす可能性があることを示唆している[5]。人間が本格的に宇宙へ棲息域を広げた場合、また新たな皮膚の問題が見えてくるかもしれない。

免疫とは何か

新型コロナウイルスの感染拡大で、テレビのニュースでも「抗原」とか「抗体」という免疫学の専門用語が出てくるようになった。本章では皮膚などの防御システム、免疫に焦点を当て、まず免疫システムについて説明する。そしてそれがどのような進化を遂げてきたか、その歴史をいっしょにたどっていこう。

免疫システムも原始的な動物では簡単なしくみだが、人間に至ってはおそらく、最も緻密で複雑だ。その細かな部分が感染症やアレルギーなどといった、よくあるトラブルに関わっている。このあたりの概略を覚えておけば、インフルエンザや新型コロナウイルスのニュース、「学識経験者の意見」もわかる。

生物の進化の過程で、より精密な「自己と他者」を区別するしくみが出来上がってきた。進化した方が当然、複雑になる。でも、そのおかげで人間は様々な病原体に対して生きのびてきたし、この先新たな病原体が現れた場合、その対策をまじめに考える基本になると思う。さらに人間という生き物を理解するうえでも避けて通れない話題だ。

できれば遠慮したいのだが、病原体は、ぼくたちの皮膚の表面や鼻の内側、呼吸器の表面に付着する。前章で詳しく見たように、皮膚には角層があり、まずそこで異物の侵入は妨げられる。鼻や呼吸器の表面粘膜には抗菌性の物質が分泌されていて、これが病原体の感染を防ぐ。皮膚でもケラチノサイトが抗菌性物質を作る。これが皮膚最表層の病原体に対する防御システムだ。さらに健康な皮膚の表面は弱酸性になっているが、その理由の一つは病原体の繁殖を抑えることだ。皮脂に含まれる脂肪酸、皮膚の色を濃くするメラノサイトなどのおかげで、皮膚の表面は弱酸性に保たれている。角層バリア機能を維持する酵素などが機能するためには、弱酸性の条件が必要なのだ。

さて、皮膚の場合、角層のバリアが壊れて、菌やウイルスが侵入してきたとき、作動するのが免疫システムだ。免疫システムは二段階になっている。異物の侵入に対し、直ちに対処する自然免疫と、異物の特徴を免疫システムが記憶し、その異物だけを排除する適応免疫だ。

入口は皮膚の自然免疫から

それではまず、皮膚の自然免疫から見ていこう。菌やウイルスが侵入してくると、かたっぱしから食べて消化してしまうのがマクロファージという細胞だ。大食いなので「貪食《どんしょく》細胞」と呼ばれる。このマクロファージは、病原体に共通して認められる分子を識別し、攻撃する。それと同時に抗菌性物質も作って放出する。そうやって活性化されたマクロファージはサイトカイン、ケモカインと呼ばれる物質を放出する。これらは好中球という、やはり病原体などを殺す細胞を呼び寄せたり、あるいはその部分の血管を緩める。その結果、その部分が赤くなったりする。これが炎症だ。炎症が鎮まりかけると、膿が出る。これは病原体などと戦って死んだマクロファージや好中球の死骸だ。サイトカインという物質は、これから何度も出てくる。覚えておいて欲しい。

マクロファージなどが菌やウイルスを識別するには、それらを識別するセンサーが必要になる。その役割を担うのが、細胞表面にあるＴｏｌｌ様レセプター（Toll-like receptor, ＴＬＲ。以下、ＴＬＲと書く）だ。最初にショウジョウバエで発見されたが、数億年前から存在していたと考えられる。人間のＴＬＲは少なくとも10種類あり、菌の表面に共通する物質や、ウイルスの本体とも言うべき遺伝子を識別する。マクロファージや好中球はＴＬＲを持っているため、彼らは菌やウイルスを見分けることができる。

免疫システムを国際空港の保安検査に例えてみよう。そうすると、ＴＬＲは不正薬物や銃器、およびそれを所持していた人間を見つける――つまり免疫系では病原体を発見する役割に相当する。空港で押収される銃器にも様々なものがあるだろうが、銃身、引き金、弾倉といった「銃器」に共通する特徴で検査官はそれを銃器だと判断する。免疫系でTLRは多くの病原体に共通する物質、遺伝子によってそれを病原体だと判断するのだ。

以上が免疫システムの第一段階「自然免疫」、いわば応急措置だ。病原体に触れてから、数時間以内に作動し、とりあえず病原体を排除しようとする。

適応免疫――主役はT細胞とB細胞

次に「適応免疫」について説明しよう。「抗原」「抗体」という言葉は、ここで出てくる。病原体のそれぞれの特徴を見出し、それを狙って、様々な方法で、攻撃、排除する。このシステムが作動するまでは数日かかる。ここでは、皮膚で起きることを中心に話そう。

また空港に戻って保安検査に例えてみる。ここでは危険人物個人の情報が判断の基準になる。過去の犯罪歴などから指名手配された人物のように、その「手配写真」などの情報が検査官にもたらされている。免疫系で、侵入者を見つけて「手配写真」の情報を確保するしくみ、これが表皮にある。

表皮にはランゲルハンス細胞（ＬＣｓ）という、適応免疫の最前線とも言うべき細胞がある。角層が破れ、細菌などの異物が侵入すると、その異物を認識して情報を全身に伝える働きをする。ＬＣｓは、あちこちに木の枝を伸ばしたような形をしていて、樹状細胞とも呼ばれる。その枝先は表皮の最表層、角層の直下にまで伸びている。それが菌やウイルスのような病原体に接触すると、たちまち「食べて」しまう。そしてＬＣｓは表皮を去って、リンパ管という血管同様に全身にはりめぐらされている管に入り、リンパ節と呼ばれる組織に入る。リンパシステムで重要な役割を果たすのがＴ細胞（Ｔリンパ球）とＢ細胞（Ｂリンパ球）だ。ＬＣｓは、そこでＴ細胞に病原体の「かけら＝手配写真」を渡す。「これが侵入者の写真です。こいつを攻撃してください」というわけだ。

ここで重要なのは、ＬＣｓがＴ細胞に渡すのは菌やウイルスの「手配写真」だけではなく、ＭＨＣ（Major Histocompatibility Complex; 主要組織適合遺伝子複合体）――人間の場合はＨＬＡ（Human Leukocyte Antigen; ヒト白血球抗原）と呼ばれるタンパク質もいっしょに示すことだ。ＭＨＣは、ある動物の個体に特徴的なタンパク質で、特にＭＨＣクラスＩというタンパク質は、そ

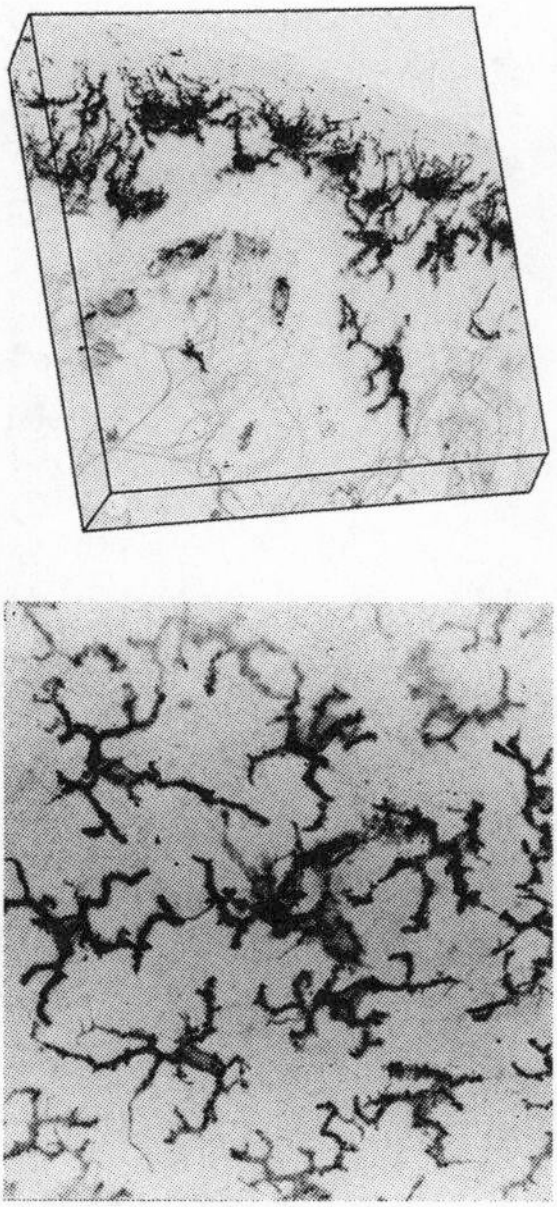
表皮内ランゲルハンス細胞（LCs）の3次元映像（上）、および上から見た画像（下）

の動物のすべての細胞の表面にある。また、たとえ話にしよう。

たとえば織田信長の家臣団細胞からできた人間がいたとする。頭から足先、脳から心臓などすべての臓器を構成する細胞の表面に「信長家臣団ＭＨＣ」がある。その構造は家臣団（細胞で構築された個人）によって異なる。「信長家臣団ＭＨＣ」と「秀吉家臣団ＭＨＣ」「家康家臣団ＭＨＣ」は全部構造が違う。まあ、信長の死後、秀吉や家康の家臣になった武将は多いが、ここでは信長の死後、家臣団が全員、殉死したとする。実際、人間の場合、個体が死ねば、それを構築していた細胞も死ぬ。

つまり、ＭＨＣは、個々の動物（様々な家臣たる細胞からできている）、人間の標識となるタンパク質なのだ。「これは私の（信長家臣団の）細胞です」という証明書とも言える。病原体に感染された細胞は、ＭＨＣ（家臣団の証明）と「手配写真」をセットで細胞表面に出す。たとえば信長の暗殺を企てた伊賀忍者「重蔵」がいたとする。「重蔵」はかつて信長家臣であるＬＣｓに捕らえられたことがあった。縄ぬけして逃亡に成功したが、ＬＣｓは「手配写真」（当時はありえないがあったことにする）を作成する。

病原体（重蔵）の「手配写真」と、自分自身（信長家臣団）の標識を同時に提示することに、大きな意味がある。免疫システムは、それによって病原体を認識するだけではなく、攻撃してはいけない自分自身も認識することになるのだ。つまり織田信長の屋敷に、またしても「重蔵」が入り込んだ場合、信長家臣に槍《やり》を向けてはならず、「重蔵」だけを狙うのだ。ＬＣｓから「病原体手配写真＋ＭＨＣ」を受け取ったＴ細胞は、病原体を殺す細胞侵害性Ｔ細胞と、他の免疫システムを作動させるエフェクターＴ細胞、免疫応答を制御するＴｒｅｇ細胞に変身する。

そこに重要なステップがある。胸腺という臓器が胸骨の真下、心臓の少し上のあたりにある。ここですべてのＴ細胞は「検査」される。もしＭＨＣにも応答してしまうＴ細胞がいると（たとえば「信長家臣」と「重蔵」を見分けられない無能な家臣）、排除される。そこでミスが起きると、後で話す自己免疫疾患が起きる。自分を攻撃するＴ細胞などを作ってしまうからだ。

細胞侵害性Ｔ細胞は、ＭＨＣと「病原体手配写真」をセットで細胞表面に出している、感染されてしまった細胞を殺す。これまたたとえ話をすれば、「重蔵」の陰謀で信長暗殺に加担することになった家臣は、まあ、人間ではありえないが、細胞の場合「私は重蔵（病原体）に寝返った家臣です」という標識を出すようなもの。そんなシステムがあったら、信長家も安心だろう。免疫系は進化の過程で、そんな精妙な仕掛けも作ったのだ。

このＴ細胞は全身を循環しているものもいれば、表皮などの組織に「常駐」しているものもいる。表皮に常駐しているＴ細胞は、表皮でランゲルハンス細胞とネットワークを作って、病原体の識別と駆除を行なっている。病原体の「手配写真」を作る細胞と、その「手配写真」を基に病原体を排除する細胞がコンビを組んでいるのだ。強いはずだ。2012年、その表皮常駐細胞侵害性T細胞は、全身を循環しているものよりウイルス除去能力がはるかに高いことが確認された。ネズミから表皮常駐細胞侵害性T細胞をとりのぞくと全身循環型T細胞があっても、ウイルスなどは体内に見つかったが、全身循環型T細胞がなくても表皮常駐細胞侵害性T細胞を持つネズミには、ほとんどウイルスが見つからなかったのだ。ウイルス感染防御の最前線も表皮のようだ。[6] この表皮常駐細胞侵害性T細胞は、さらに皮膚が損傷を受けた後、入り込んでくる病原体を排除し、損傷の治りを早くする役割も担っている。

エフェクターT細胞は、1型(Th1)、2型(Th2)、17型(Th17)に変化する。1型は病原体をばくばく食べるマクロファージを活性化する。2型はB細胞を活性化する。17型は細菌を攻撃する好中球を感染が起きた場所へ呼び寄せる。

活性化されたB細胞が合成するのが抗体だ。「手配写真」、病原体から抗体を作る基になったタンパク質、それが抗原と呼ばれる。抗体は病原体をとりかこんで、その機能を抑えたり、マクロファージによって病原体が食べられてしまうよう仕向けたり、あるいは補体と呼ばれる病原体を殺す一連のタンパク質集団を活性化する。

T細胞の中には「病原体手配写真＋MHC」を「記憶」し続けるものがいる。また活性化されたB細胞も同じ記憶を持つ。そのため、いったん病原体が排除された後、再び、同じ病原体が侵入してきたときは、直ちに攻撃が開始され、病原体は速やかに排除される。これが「免疫ができた」状態であって、ある病原体に感染した後は、多くの場合、二度目の感染は起きない理由である。あるいはワクチンは、毒性を弱めた、しかし「手配写真」の基は持っている病原体を投与して、これまでに述べてきた「適応免疫」システムを予め《あらかじ》作動させておく、という作戦だ。

後で話すがB細胞が作る抗体が過剰になるとアレルギーの原因になる。だからアレルギー疾患の場合にはエフェクターT細胞が2型になりすぎないことが大切だと考えられている。エフェクターT細胞のバランスがアレルギーに深く関わっている。

ケラチノサイトと免疫システム

前に述べたように、ケラチノサイトで構築された表皮の中に、ランゲルハンス細胞と、表皮常駐細胞侵害性T細胞もいる。当然、それらの間に相互作用はあるだろう、と、今ならだれでも考える。しかし20世紀のうちは表皮、ケラチノサイトの役目は角層を作ることだと考えられていた。その後は垢になっておしまい、という先入観に満たされていたと思う。

そこにブレイクスルーを起こしたのもイライアス博士と、共同研究者のファインゴールド博士たちだった。角層のバリア機能を破壊した後の表皮ケラチノサイトの遺伝子発現を調べたら、免疫系で炎症や血管の拡張に関わっているサイトカインであるＴＮＦαやＩＬ－１αが合成されていることがわかったのだ。[7] これらのサイトカインは、最初は免疫系で発見されたものだ。

その論文が発表された次の年、ぼくはイライアス研究室で研究を始めたのだが、最初にもらったテーマは、軽微なバリア破壊が繰り返し起きるとどうなるか、という課題だった。その実験でもＴＮＦαやＩＬ－１αが表皮の中にあふれてきて、角層バリア機能、ケラチノサイト、それらと免疫系の応答だと考えられていた炎症との関係が見えてきた。[8]

サイトカインは免疫系で実に様々な役割を果たしている。Ｔ細胞にはいくつもの種類があるが、それぞれ異なるサイトカインによって作られる。それぞれのＴ細胞が、サイトカインを放出する。サイトカインは炎症、つまり血管が緩んで皮膚が赤く腫れたり、免疫系細胞が集まったりする現象を起こす。それらは本来は病原体から個体を護るプロセスなのだが、後で述べるアレルギーの要因でもある。

さらに、病原体を見出す役割を持つＴｏｌｌ様レセプター、ＴＬＲ、これをケラチノサイトも持っていることが明らかになった。[9] それまではTLRは表皮ではランゲルハンス細胞などにあると考えられていた。そして、TLRが病原体の存在を感知すると、サイトカインなど免疫システムを作動させる物質が放出されると考えられていたのだ。ところが、TLRは表皮の中に点在するランゲルハンス細胞だけではなく、表皮を構築するケラチノサイトにあった。つまり表皮全体の細胞が病原体感知システムを持っているのだ。

前に述べた、適応免疫を作動させるのはランゲルハンス細胞だ。ケラチノサイトはリンパ管には行けない。しかしリンパ節のT細胞に「手配写真」を渡す役割を担うランゲルハンス細胞は、周囲のケラチノサイトの影響を受けているはずだ。最近の論文では、ランゲルハンス細胞の移動、T細胞の輸送など免疫応答の多くの過程にケラチノサイトが関わっている、という考え方が示されている。[10] 表皮は、その個人が外の世界に接している境界だ。個人の免疫システムは、個人によって異なる体質や環境を踏まえたオーダーメイドのものでなくてはならない。

全身の免疫系にも、表皮ケラチノサイトは大きな影響を持っている可能性がある。

免疫系の進化論

無脊椎動物は自然免疫システムしか持っていない。ただ人間は10種類しか備えていない

TLRをムラサキウニは222種類持っている。[11]動物によって、おそらくは異なる環境の中で生き抜くために、様々なタイプの自然免疫システムを備えているようだ。

適応免疫システムは魚類の進化の過程で出来上がったようだ。最も原始的な魚類として、ヤツメウナギなど顎《あご》を持たない魚類（無顎類《むがくるい》）は適応免疫システムを持たないが、軟骨魚類（サメ、エイ）も硬骨魚類（硬い骨と顎を持つ大抵の魚）も適応免疫システムを持っている。[12]「自己」の標識になるMHCも軟骨魚類から現れる。

MHCの多様性も進化と共に高まる傾向がある。つまり自己の標識の種類が多くなる。その結果、個人差が細かくわかるようになる。MHCの多様性が高くなればなるほど、ちょっとだけ違うタンパク質を見つけ出せる。さっきの「信長家臣団MHC」を思い出そう。「チョンマゲを結っているのが家臣団」という単純なMHCだけでは、忍者と区別がつかない。「織田家臣だけが描くことを許された紋の着物を着て、織田家臣だけが持つ刀を持ち、織田家臣だけが履く草履」があれば、ヨソモノを見つけるのが容易だ。忍者が変装するのに苦労する。話を免疫に戻すと、MHCの多様性が高ければ様々に変異する病原体を見つける性能は上がる。自分のプロフィールを示すもの、顔写真だけじゃなく、体型やら血液型やら、情報が多くなれば、それだけ「他人の空似」に戸惑うことがなくなる。入国管理のとき、パスポートだけではなく、顔認証、指紋まで要求されるようになってきたのと同じだ。しかし、可能性として、自分自身のちょっとした変化にも敏感になってしまう。ウルシや金属に対するアレルギーは、それら自体が抗原になるのではなく、自己のタンパク質が、それらの物質によって化学反応を起こし、「自己」ではなくなってしまうために起こる。つまり自分が「抗原」とみなされ、アレルギーを起こす。これは接触性皮膚炎と呼ばれる。[13]

適応免疫の主役と言えるＴ細胞、Ｂ細胞の作り方にも進化に伴う変化がある。魚類では両方が胸腺で作られるが、陸棲動物はＢ細胞を骨髄で作るようになる。陸上では紫外線の照射などの危険があるため、より堅牢な骨の中でＢ細胞が作られるようになったという説もある。[14]

抗体は、外部の様々な因子に対し、それを識別できるように作られる。その外部因子の数は膨大なものだろう。細菌やウイルスも変異を繰り返すと考えると、無限と言ってもいい。無限の、未知の外部因子に対し、生まれ持った遺伝子ＤＮＡでどう対処するのか、長らく謎だったが、そのメカニズムを解明したのが利根川進博士だ。受精卵となった後、遺伝子ＤＮＡの配列は、細胞が脳細胞になろうが表皮細胞になろうが変化しない、というのが常識だった。しかし抗体を作るシステムでは、その遺伝子の組み換えが起きる。新たに遭遇した外部因子に対し、持ち合わせたＤＮＡを切ったり着けたりして、その外部因子に合わせた遺伝子を編集し、そこから新しい抗体ができるのだ[15]。

　このDNA編集に必要なシステム、RAGと呼ばれるタンパク質それ自体は無脊椎動物にも存在するが、編集機能を持ったセットは軟骨魚類になってはじめて見出される。つまり、DNA編集装置が完成してはじめて適応免疫システムが成立したのだ[16]。

　表皮は免疫系の最前線でもある。その構造が劇的な変化、つまり体毛を無くすという進化を遂げたのだ。免疫システムにも何かが起きたに違いない。分子生物学的に遺伝子進化を調べた結果では、マクロファージにあるCD209とケラチノサイトにもあるToll様レセプター、TLRの人間の遺伝子配列が、サルの中でもチンパンジーやゴリラに似ていることが報告されている[17]。痛風も免疫疾患であることがわかっているが、哺乳類の中で痛風にかかるのは人間、ゴリラ、チンパンジーなど類人猿と呼ばれる種だけだ。

　さらにネアンデルタール人と現生人類との遺伝子の比較を行なうと、現生人類の病原体感染の細胞の中のセンサーであるNOD様受容体はネアンデルタール人の遺伝子から譲り受けた可能性がある[18]。体毛を無くした後、この数十万年の間にも人間の免疫系は亜種の間で混ざり合いながら進化を続けていた可能性がある。

　気になるのは、体毛を失ったことが皮膚の免疫系に及ぼした影響だ。ランゲルハンス細胞の「枝」は表皮最表層に達している。そもそも表皮を構成するケラチノサイトも免疫系の一部だと言っていい。体毛を無くしたことで、寄生虫や病原体などが、より頻繁に皮膚に接触する機会が増えたと考えられる。

そのことが現生人類の免疫システムをより精密にした可能性がある。その一方で、あまりにも感受性が高い免疫システムであるため、それまで経験したことがないトラブル、たとえばアレルギーや自己免疫疾患の脅威にさらされるリスクが生じてきたとも考えられる。その詳細は次の章で話そう。

第5章

暴走——錯乱する皮膚

第2章で、アフリカに生まれたぼくたち現生人類の共通祖先、ホモ・サピエンスが今から数万年前にアフリカを出て西アジアに入り、ユーラシア大陸全域に広がっていった様子を描いた。厳しく多様な環境に身をさらしながらも、高度な環境適応能力を発揮したぼくたちの祖先。彼らはそれこそ必死で知恵を働かせ、生きのびるための様々な道具や武器の開発、改良を重ねたことだろう。果ては強大な帝国まで作り、争いを繰り返し、現在では世界のどこででもその環境と折り合いをつけて繁栄しているように見える。

それが大きな脳を携えた人類の光の部分だとしたら、影の部分には何があるだろうか。前章の終わりでも少し触れたが、感受性の高い免疫システムを構築した人類は、文明の発展と表裏一体に、金属や住環境によって引き起こされた「文明病」とも言えるアレルギーや、免疫が暴走した結果としての自己免疫疾患に直面せざるをえなくなった。

本章ではぼくたちの皮膚機能の暴走とも言える、それらのメカニズムに迫っていこう。

乾燥——環境湿度の低下と表皮

環境湿度の変化が皮膚に及ぼす作用には、どのようなものがあるか。

皮膚の科学の世界では「乾燥は皮膚の状態を悪化させる」ということが、ずいぶん昔から暗黙の了解になっていたように思う。その理由としては、特に日本のように寒く乾燥した冬がある国では炎症を伴う皮膚状態の悪化、たとえばアトピー性皮膚炎患者の症状が冬に悪化する、といった傾向があることだと思う。

もう40年以上前の論文だが、高温で乾燥した工場、一方で冷房が効きすぎて乾燥したオフィス、どちらでも皮膚が赤くなるような軽い炎症が増えたという報告があった。共通するのは、どちらの場合も相対湿度が35％以下であったということ。そこでその研究者が加湿器を持ちこんだところ、どっちの場合も皮膚の症状が軽くなったという。その結論として、温度変化より、湿度の低下が皮膚にトラブルを起こす、ということになった[1]。

しかし、乾燥、言い換えれば環境湿度の低下が、なぜ、どのようなメカニズムで皮膚の状態を悪化させるのかはこれまでわかっていなかった。

「湿度」には、この「相対湿度」と、もう一つ「絶対湿度」がある。その区別は後で必要になってくるので、説明しよう。

相対湿度と絶対湿度

温度が高いときには空気中の水分量が多く、低いときに少ないのは、日本の蒸し暑い夏、乾いた冬を知っていれば実感できる。温度が高いときに空気に含まれうる水の量は、低いときの量に比べて多い。ある温度のとき、空気中に存在できる水分の最大量に対して、そのときの水分量の割合を示したのが相対湿度だ。だから暑いときの相対湿度100%と寒いときの相対湿度100%では、実際に空気中に存在する水の量は、温度が高いときの方が多い。一方で絶対湿度は、温度がどうであれ、空気1kgに対する水の量の割合だ。

前に書いたように、温度じゃなくて湿度が皮膚に影響を及ぼす、その作用を調べる場合には、温度は同じにして、一方が乾燥、一方が湿潤、そういう環境で比較しなければならない。つまり同じ温度の絶対湿度が低い場合と高い場合の比較だ。

留学時代、最後に手掛けた研究が、低い湿度、乾燥した環境が表皮に及ぼす影響だった。残念ながら、留学先では時間切れになり、留学から戻って間もない1996年の後半から、環境湿度が角層のバリア機能や炎症に影響を及ぼすメカニズムを明かすためにこの研究を行なった。最初の予想では、乾燥環境に皮膚がさらされたら、すぐ炎症や角層バリア機能の低下など、よくないことが起こるのではないかと思われた。それを念頭に実験施設を作り始めたわけだが、同じ温度で絶対湿度の異なる環境を用意するのは、結構、厄介だった。普通、ものを乾燥させるときは、洗濯機の乾燥機のように温度を上げる。そのようにして「低い絶対湿度」にした後で、温度だけ下げて、比較する「高い絶対湿度」の環境と同じ温度にしなければならない。

そこで工場や、食品倉庫で使われる乾燥機を買い込んだ。その装置は、ある部屋の空気を吸い込み、内蔵されている熱風システムで水分を飛ばし、その水を含んだ高温の空気を部屋の外に排出し、残りの空気を部屋に戻す、という仕掛けだった。しかし実際に使ってみると、部屋に戻された空気は部屋の外の空気より暖かい。なので、その空気を10メートルほどのアルミニウムの蛇腹の管に導いて、その管をエアコンのまわりでトグロ状に巻いて、温度を下げる必要があった。おかげで実験室の天井に銀色のヤマタノオロチがいるような状況になった。

まあ、それでもとにかく同じ温度で湿度が低い環境と高い環境（こっちには加湿器を入れた）ができた。そして実験を始めた。

膨大なデータが得られた。

乾燥の激しい環境下では、すぐ皮膚にダメージが現れるという予想ははずれた。ずーっと眺めていても目立つ変化はない。それどころか1週間ほどすると角層は厚くなり、バリア破壊後の回復速度も速くなってしまったのだ[2]。

データを基に落ち着いて考えると、これは妥当なことなのだ。人間の、生物の身体のしくみは、環境変化に対して適応する能力がある場合が多い。乾燥環境にさらされたら、それに適応するために角層バリア機能を高くした、これは当然ではないだろうか。他にも表皮が適応能力を示した例がある。身近なものではペンダコのように、繰り返し圧力、摩擦を受けていると、その部分の角層が分厚くなる現象だ。これは何度も摩擦にさらされた部分を丈夫にしようとする適応だ。乾燥に対しても、同様のことが起きても不思議ではない。

しかし一方で、臨床報告では、乾燥する冬場、アトピー性皮膚炎などバリア機能の低下を示す病変が増えることになっている。これはどういうことだろう。

謎が解けたきっかけは、とても鋭い観察力を持っていたS博士が、「デンダさん、乾燥にさらして2日後ぐらいに、皮膚表面にフケのようなものが増えています」と指摘をくれたことだった。そこで、そのときの状態を調べるために、乾燥にさらして48時間後、角層バリアをちょっとセロテープで剝《は》がしてみた。すると、普通では何も変化が起きない程度の弱い刺激に対して、乾燥環境下に48時間さらされた皮膚の場合、激しい炎症が起きた[3]。洗剤による刺激でも似たような結果が出た。

48時間後、何が皮膚の中で起きているのだろうか。調べたところ、炎症を起こすサイトカイン、ＩＬ－１αというタンパク質が角層の下で増えていた[4]。免疫系の最前線であるランゲルハンス細胞や、かゆみのもとになるヒスタミンも増えていた[5]・[6]。つまり、ちょっとでも何か起きれば大爆発が起きるような状態になっていたのだ。

さらに2週間、皮膚を湿度が高い状態にさらした後で今度は乾燥環境にさらすと、角層バリア機能の低下が起きた。[7] 普通の湿度から乾燥した状態に変わったときは、表皮、角層はそれに適応できる。しかしその変化が大きいと、それについていけず、バリア機能の破たんが起きるのだ。

これらの結果から、冬場、アトピー性皮膚炎が悪化する理由は次のように考えられる。乾燥環境という因子だけでは何も起きない。しかしアトピー性皮膚炎患者は内的な病因を持っていて、バリア機能も低い。そのため、外因と内因が重なって炎症などが起きるのだ。

あるいは、近年、先進国でアトピー性皮膚炎の罹患率が増えている原因として、居住環境の変化があるのではないかと考えられている。特に日本では、かつては木造、隙間だらけの家屋だったのが、密閉性の高さが好まれるようになり、さらにはエアコンなど空調設備も発展し広く使われることになった。その結果、夏には戸外では高湿度、家の中は低湿度、一方で冬になると外は低湿度、室内は加湿器によって高湿度となる。家を出たり入ったりするたび、皮膚は自然の季節変化ではありえないほどの劇的な湿度変化にさらされ、それに適応できず、バリア機能の破たんが起きる場合もあるのではないか。長い歳月をかけて進化してきた人間の皮膚、角層バリアの維持機能は、たとえば季節に伴う湿度変化のように、緩やかな変化に対しては、角層を厚くしたりして対処できる。しかし、この数十年という短い期間に人間が自ら望んで起こした住環境の変化には対処できないのだ。

環境との境界である表皮、角層は、環境の異常な変化の影響をまっさきにあらわにするのだろう。

保湿の意義

さて、環境湿度の低下、つまり乾燥は、やはり皮膚の状態を悪化させる。外部からの刺激、内的な因子に対して敏感になり、わずかな刺激でも炎症を起こすようになる。「乾燥はお肌の敵」ということは医学的に正しかった。

それでは、長らくスキンケア薬剤、化粧品で用いられてきた保湿剤、皮膚の表面にうるおい、水分を与えるものは、皮膚に良い影響を及ぼすのだろうか。

田上八朗博士らの研究チームは2001年1月9日から2月26日、屋外環境湿度が低い時期に、19～37歳の健康な女性の顔の半面に、広く使われている保湿剤であるグリセロール（グリセリン）、エリスリトールを含むクリームを6週間、一日2回塗布させ、もう一方の顔の半面の皮膚と共に、特に角層の機能について検証した。なお、6週間後の測定は、実施30分前に洗顔し、汗腺が活動しない22℃以下の室温、湿度約50%の環境にいた後、行なわれたので、たとえば角層水分量やバリア機能にクリーム成分の影響はない。

田上博士が開発した角層水分量測定装置で測定した結果、保湿クリームを使用した半面では、角層中の水分量は上昇していた。一方で角層バリア機能、角層を通して蒸散する水分量は低下しており、これは角層バリア機能の向上を示す。さらに炎症の原因になるサイトカイン、ＩＬ－１αの相対比も低下する傾向を示した。[8]

一方、ぼくたちは乾燥環境下でかゆみのもとになるヒスタミンの量が増えることを確認した。そこで、グリセリンと、様々な軟膏などに使われるワセリン、それぞれを乾燥環境下の皮膚に塗って、ヒスタミンの量がどうなるか調べた。ワセリンは石油から得られる炭化水素、パラフィンのようなものだが、皮膚に塗るとプラスチック膜で覆ったようになり、角層の水分量が上がる。身体から少しずつ角層へ出てくる水分が、そこでストップさせられるので、結果として保湿効果がある。

その結果、この実験系ではグリセリンは効果がなかったが、ワセリンは角層の水分量を平常に保ち、ヒスタミンの上昇を抑えた。[6]

特に乾燥に皮膚がさらされる場合、保湿剤によるスキンケアには明らかに皮膚の炎症やかゆみなどを防ぐ効果がありそうだ。

人間の皮膚は、その進化の過程で経てきた変化、たとえば季節に伴う湿度、温度の緩やかな変化には対処できるようになっている。しかし、特に先進国では、人間は、快適さを求めて環境を変える技術を発展させた。その結果、進化の過程で完成された皮膚の適応システムでは間に合わない事態も起きるようになった。劇的な変化にはついていけないのだ。そのような場合、皮膚本来の生理を理解した皮膚へのケアが必要になるのはやむをえないだろう。

皮膚の反乱——アレルギーのメカニズム

アレルギーは免疫システムの「過剰な反応」によって起きる。スギやブタクサの花粉、ダニやゴキブリの糞や死骸が「抗原」になる。その程度の異物に応答しなくてもよさそうなものだが、人によっては、それ以外にも様々な物質が抗原になってアレルギーが引き起こされている。先進国で急増しているアトピー性皮膚炎や花粉症は、いまや大きな問題になっている。

ここではまず、アレルギーの一般的なメカニズムを説明しよう。前に話した適応免疫がその主役だ。1型T細胞より2型T細胞が過剰に働くことが原因になる。

花粉などに含まれるタンパク質が「抗原」になる。それを病原体だと判断したランゲルハンス細胞は、リンパ節にその「手配写真」を知らせる。そこで活性化された2型T細胞がB細胞に働きかけ、抗原をやっつける抗体を生産し始める。抗体はイムノグロブリン、あるいは免疫グロブリン（Ig）と呼ばれるタンパク質で、いくつか種類があるが、アレルギーを起こすのはＩｇＥと呼ばれる抗体だ。１９６６年、石坂公成、石坂照子博士によって発見された[9]。

皮膚や鼻から肺までの呼吸器の表面、眼の粘膜にはマスト細胞（肥満細胞、顆粒細胞）と呼ばれる細胞がある。ＩｇＥは、このマスト細胞にくっつき、活性化する。するとマスト細胞は、たとえばかゆみを起こすヒスタミンという物質を放出する。あるいはロイコトリエンという物質が気道や気管支で放出されると、気管支が収縮し呼吸困難になる。眼や鼻の粘膜では「抗原」を排除するために、涙や鼻水が出てきて止まらなくなる。さらに全身で血管の構造が緩んでその影響が広くなると、呼吸が困難になり、血圧が下がって死に至る。これはアナフィラキシーと呼ばれる。

なぜ、そういう物騒な免疫グロブリンＩｇＥという抗体やマスト細胞が存在するかというと、これらは本来、寄生虫など大きめの病原体を排除するものだ。そういう病原体が侵入してきた場合、血管を緩めて病原体を排除する免疫系細胞を呼び寄せたり、気道を狭くしたり、涙や鼻水を流して、排除する。あるいはダニに咬まれた場合の抵抗力も上げることが知られており、そういう目的のために存在していた。外敵を排除するために必要だからこそ、生物の進化の過程で構築されたのだ。

近年なぜアレルギー患者が増えてきたかについては、先進国では衛生環境が整い、幼児期に病原体との接触が少なくなったことが、免疫系の発達を妨げ、アレルギーの感受性を高めるという説がある。[10]確かに幼少期に細菌が多い環境、言い換えれば不潔な環境にいたり指しゃぶり、爪嚙みの習慣を持っていた子供は、アレルギー疾患である喘息やアトピー性皮膚炎にかかりにくいという報告はある。[11]しかし、最近は異論が出ている。まだメカニズムはすべて明らかにはなっていないが、前に挙げた、免疫応答を制御するTreg細胞、これが環境の影響を受けているのではないか、という示唆もある。幼少期、農場で得られた滅菌していない牛乳を4~5歳までに飲んでいるとTreg細胞の働きにより喘息にかかる頻度が下がるというのだ。[12]

アトピー性皮膚炎

皮膚のアレルギーといえば、アトピー性皮膚炎だ。実はぼく自身が患者だ。それも多分半世紀以上前、小学校に入る前からそうだった可能性がある。というのは幼少期から湿疹はあったが、当時はアトピー性皮膚炎という概念がなかった。石坂博士によってIgEの存在が確認されたのが、ぼくが6歳の頃だ。小学校時代は感染性の湿疹ではないかと言われたこともあった。「アトピー性皮膚炎」と診断されたのは1970年代半ば、中学生の頃だった。ぼくは、いわば日本におけるアトピー性皮膚炎の先駆者？　だったとも言える。

近年のアトピー性皮膚炎患者の増加については、様々な仮説がある。たとえば大気汚染だ。排気ガスには活性酸素種と呼ばれる物質が含まれている。これは物質を酸化させる。鉄なら錆《さび》だが、身体をつくる脂質やタンパク質も化学変化を起こす。実際に、活性酸素種と、アレルギーの素、抗原を動物に投与すると、抗原だけの場合に比べてIgEの産生が数十倍になったという報告もある。

ただ、ぼく個人について思い起こせば、少年時代は田舎で育った。家の前の川にはアユが泳ぎ、夏の夜は蛍が舞い、道は大通り以外、砂利道だった。それだけならいいが、家の前の道を下肥の桶をリヤカーに乗せた農家の人たちが行き来していた。特に際立って清潔な環境とは言えない。

1960年に生まれたぼくが、同じ年代の子供たちと違っていたことがある。ぼくは2歳から4歳まで父の留学のため、オーストラリアで生活していた。当時の日本人にとっては牛肉や牛乳のような酪農製品は、まだ貴重だった。しかし、幼児のぼくはふんだんに食べていた。おかげで帰国してからも、長い間、魚や野菜、漬物などの和食は苦手で、肉類ばかり食べていた。

その後、日本人の食生活は明らかに変化したと思う。スーパーマーケットには安いアメリカ産やオーストラリア産の肉が並んでいる。牛乳瓶も見なくなった。1リットルの紙パックが当たり前だ。この食生活の変化も、アトピー性皮膚炎患者の増加に関わっていると思っていた。

ところが、最近、日本医科大学の研究で健康な人とアトピー性皮膚炎患者、それぞれ70人の食生活を比較した結果が報告された。それによるとアトピー性皮膚炎患者は炭水化物の摂取が健康な人より多く、肉、油脂、アルコールの摂取は少なかった[13]。意外な結果だ。この時点では食生活とアトピー性皮膚炎を「直接」結びつけるのは難しそうだった。

しかし間接的に食生活とアトピー性皮膚炎を結びつけるかもしれないのが、前に話した腸内の細菌群だ。「腸内細菌叢《そう》」と呼ばれるが、その構成がアトピー性皮膚炎の病態と深い関わりがあることがわかってきた[14]。食生活の変化が時間をかけて腸内細菌叢を変化させ、それが免疫系に作用したのかもしれない。腸の中も身体の「外部」だ。外部環境との相互作用で個体の免疫システムは調整される。細菌叢といえば皮膚表面にも存在する。これもアトピー性皮膚炎やガンとの関わりが指摘され始めている。

アレルギーと遺伝

環境の要因と共に、遺伝的な素因もあるだろう。ぼくの母は、ぼくが高校1年生のとき、喘息の発作で亡くなった。ぼくの遺伝子には確実にアレルギー性疾患に関わる因子が含まれているだろう。しかし、遺伝的な素因だけでは、近年の患者の増加は説明できない。2006年、アトピー性皮膚炎患者の遺伝的素因はケラチノサイトが合成するフィラグリンというタンパク質の遺伝子変異だ、という論文が出て、瞬く間に世界に広まった。アイルランド人、スコットランド人の喘息、およびアトピー性皮膚炎患者のフィラグリン遺伝子の変異が高かった、というのだ[15]。フィラグリンの異常は表皮の形成に異常を起こす――最近、ぼくの同僚も培養表皮で、それを証明した[16]。

ところが、さらに調査が世界的に広がると、たとえば日本、韓国、中国のアトピー性皮膚炎患者では、フィラグリン遺伝子変異は少なかった[17]。

これらの結果を踏まえて、イライアス博士はフィラグリン遺伝子変異がアトピー性皮膚炎に関与するのは地域による、という説を発表した[18]。

北半球の場合、緯度が高い地域、アイルランドやスコットランドではフィラグリン遺伝子変異と皮膚炎との関与が高いかもしれないが、中緯度以下の地域では関与は小さいと考えた。と、いうのは、フィラグリンは角層になるとき、ウロカニン酸という物質を作る。ウロカニン酸は天然の紫外線防御物質だ。そのため、紫外線がある程度強い地域でフィラグリンの遺伝子変異がある個体は、ウロカニン酸の産生にも異常があって、その結果、紫外線による皮膚ガンなどのリスクが上がる。だから進化の過程でフィラグリン変異が起きない遺伝子を持つ個体が残った。

一方で、高緯度地域では紫外線が弱い。紫外線も生物にとってある程度は必要だ。紫外線が表皮に照射され、骨を造るのに必要なビタミンDを合成するからだ。なので、肌の色も紫外線が強い赤道近くでは濃くなり、高緯度地域では、少ない紫外線をもれなく表皮に受け止めるため、「透き通るような」白い肌になった。そこではウロカニン酸も必要ない。そこで、その原料のフィラグリンの遺伝子変異も、生存に影響せず、進化の過程で淘汰されなかった、というのだ。

以下、ぼくの感想だが、1990年代初め、調べたい遺伝子（RNA）を化学的に増やせる技術、PCR（ポリメラーゼ連鎖反応）が商業化され、遺伝子の変異などが簡単にわかるようになったため、様々な病気の原因遺伝子を探し出すことが医学研究の流行になったように思う。研究には流行がある。たとえば19世紀末、コッホ博士や北里柴三郎博士のように、顕微鏡で見える病原菌を探索することが医学の最前線だった。野口英世博士はその点、不運な研究者だった。彼は、研究を始めた20世紀の初め、まだ特定されていなかった狂犬病や黄熱病のような伝染病の病原菌を探そうと顕微鏡をのぞき続けた。気の毒なことに、それらの病原体は当時の顕微鏡では見えない小さなウイルスだった。電子顕微鏡が開発されるまでは見つかるわけがない。結局、その黄熱病で命を落とした。

アトピー性皮膚炎については、その角層のバリア機能の低下に注目が集まり、1980年代、細胞間脂質の成分の一つであるセラミドの減少がその素因である、という説が世間に広まった。確かにアトピー性皮膚炎患者の角層のセラミドの量は健康な人より少なかった。しかし、それは結果であって、原因ではなかった。フィラグリンも結局そうだったと考える。

田上八朗博士の研究チームはアトピー性皮膚炎患者の角層バリア機能の低さが遺伝的なものではないことを証明した。[19]アトピー性皮膚炎の兆候を持つ親の新生児、兆候を持たない親の新生児の角層バリア機能、角層水分量を、出産後2～14日後から半年間測定した。その結果、生後1カ月は、どちらの新生児にも角層機能の違いはなかった。つまり角層の機能については、遺伝の直接の影響はなかったのだ。生後3カ月になると前腕のバリア機能に関して、アトピー性皮膚炎素因を持つ親の子供が、その低下を示した。この段階で炎症が起きはじめたのだろう。田上博士らは、アトピー性皮膚炎患者の角層セラミド減少、バリア機能の低下は、皮膚の炎症による結果であって、原因ではないとしている。

アトピー性皮膚炎は、様々な遺伝的、あるいは環境的因子の相互作用が原因だとぼくは考えている。免疫システム、特に人間のシステムはとても複雑だ。複雑な説明は嫌われ、単独の原因が提示されると注目を集めるが、複雑さゆえに、様々な外的、内的因子の変化に対応できるという側面もある。地域や個人に根差した対処が必要だろうと思う。

イライアス博士はアトピー性皮膚炎の対処として（inside and out、中から外から）という考え方を提示している。[20] アトピー性皮膚炎の症状は免疫系に素因がある。それに対する対処が必要だ（inside、内側）。しかし角層バリア機能の低下が続くと、これは前述のぼくの留学時代の仕事だが、免疫学的な素因がなくても炎症が起きる。[21] それには角層バリア機能を補強する（out side、外側）対処もまた必要だ、と提唱している。

人間は体毛を無くした。皮膚を直接、環境にさらすようになった。それは、より多くの環境因子の影響を受けるようになったことを意味する。紫外線であり、大気汚染物質であり、病原菌、ウイルス、そして皮膚の上の細菌叢だ。遺伝的素因が人それぞれであるように、生まれ育ってきた過程での環境因子も、一人一人違う。アトピー性皮膚炎、あるいは他の免疫系が関わるアレルギー疾患も、その人の「生まれと育ち」を反映している。心理学、精神医学で、それらが重要視されるように、免疫系の疾患も、個性に基づく対処が必要だと、患者の一人として思う。

生き物の身体のシステムは複雑だ。何かが少なすぎても多すぎても問題が起きる。特に人類の免疫システムは進化の過程で複雑になった。

とんでもないたとえだけど、扇風機やエアコン、電子レンジや冷蔵庫も企業の競争の中で、様々な機能がどんどん付け足された結果、ぼくのような機械オンチにはむしろ使いづらくなっている。電化製品は「お年寄りにも使いやすい製品」に逆進化させることができるが、生物の進化はそう簡単には進まない。特に現代人類は、進化してきた場所から遠く離れた場所へ移動し、住み着くこともあれば、食生活や環境を容易に、あるいは安易に変えてしまう。

ぼくたちは、ちょっと立ち止まり、ぼくたちの身体のシステムが進化の過程でどう変化してきたかを考え、それを前提にした生活を模索する時期にいるのかもしれない。

アトピー性皮膚炎のかゆみ

アトピー性皮膚炎に悩んでる人の辛さは、そのかゆみだ。ぼくもそうだ。「痛い！」と言うと、人は同情してくれるが、「かゆい！」と言って首すじなどをぽりぽり掻いていると、同情されるどころか「不潔！」って嫌われる。

しかし、これは経験者にしかわからないことだが、かゆさで夜も寝られなくなると、すごく疲れる。知り合いの皮膚科の教授によれば、彼が勤務する大学病院の皮膚科に来る患者さんの8割ぐらいが「かゆい」悩みを持っているそうだ。

20世紀の半ばから、かゆみは表皮と神経との相互作用で起きることが示唆されていた。[22]

軽度の火傷などで表皮を失った皮膚は、刺激を受けても痛みは生じるが、かゆみは生じない。皮膚科学教授からも、実験で自分の表皮を剝がした後に、ヒスタミンを塗っても、痛かったが、かゆくはなかった、という話を聞いた。ヒスタミンによるかゆみさえ、表皮が関わっているのだ。表皮、そしてそれを構築するケラチノサイトがヒスタミン性、非ヒスタミン性のかゆみ全般に関わっていることが予想できる。

話は変わるが、汗をかくとアトピー性皮膚炎は悪化するように感じる。これについてはミュンヘン工科大学の研究者が興味深い研究結果を発表している。汗はしょっぱい。つまり塩、塩化ナトリウムが含まれている。塩化ナトリウムの濃度が高い環境では2型T細胞、B細胞を刺激して抗体を作らせるT細胞だが、これが1型より多く作られるようになる[23]。前に話したように、たとえばIgE抗体が多くなると、マスト細胞を刺激して、ヒスタミン、ロイコトリエンなどの炎症やかゆみを起こす物質が放出される。

人類は体毛を無くした結果、汗をかいて身体を冷やすことができるようになった。しかし、それが皮膚のアレルギーの原因になったのかもしれない。

この10年ぐらいだろうか、「かゆみ」には2種類あると言われるようになってきた。一つはジンマシンや蚊なんかに刺されて皮膚が赤くなったときのかゆみ。このかゆみはヒスタミンというかゆみを起こす物質が引き起こす。これを「ヒスタミン性のかゆみ」と言う。薬局で売っている「かゆみ止め」には、このヒスタミンの働きを抑える薬剤が配合されているのだが、残念ながらアトピー性皮膚炎のかゆみには、ヒスタミンを抑える薬剤があまり効かない。アトピー性皮膚炎のかゆみにはヒスタミンは関わっていない。

そう、アトピー性皮膚炎のかゆみのように、もう一つのかゆみは、ヒスタミンとは関係がないかゆみだ。しばらく前、そんな2種類のかゆみがあることを証明する論文が発表された。その論文に沿って、かゆみについて少し見ていこう。

視覚、聴覚が刺激されたとき、たとえばまぶしい光を当てられたり、ノイズを聴かされたりしたとき、脳の表面の特定の部分が反応している、そんなカラー写真を科学雑誌などでよく見かける。MRIという装置、日本の研究者の発明で、脳が活動している場所を視覚化する方法だ。その論文では、MRIを使ってヒスタミンを皮膚に注射したときと、アトピー性皮膚炎でかゆみを感じているとき、それぞれ大脳のどこが反応しているのかが調べられていた。結果は、それぞれの場合で、大脳が応答する場所が違っていたという。[24] つまりヒスタミンを皮膚に注射したときと、アトピー性皮膚炎でかゆみを感じているとき、同じかゆみの感覚でも、大脳では別の場所で知覚されている（かゆい、と思っている）ということだ。

そんな発見もあって、皮膚科学の国際会議なんかでは「ヒスタミンに関係がないかゆみシンポジウム」という企画がよく開催されるようになっている。

他にも様々な仮説が提案されている。ちょっと有名なのが、「健康な人の表皮には神経線維がないが、アトピー性皮膚炎患者の表皮の中には、多くの長い神経線維がある。だからかゆい」という説。その論文には皮膚の断面の写真が載っていて、健康な人の表皮には神経線維がない。アトピー性皮膚炎患者の表皮には長い神経線維が伸びている。「痛みでもかゆみでも感じるのは神経だ」と大抵の人が信じているから、もっともらしい観察結果だ。

しかし、それらは、1ミリの百分の一ぐらいの薄い表皮切片を使って、特殊な方法で神経線維を染めている。だから、神経線維は、ぶつぶつの切れ端にしか見えない。たとえば木の枝は四方八方に伸びている。その木を真上から下まで切った断面だけを見ているようなものだ。木の幹は見えるが、枝はほとんど見えない。アトピー性皮膚炎患者の表皮神経線維が増えているというけど、皮膚の深い部分から表皮に入り込んでいる神経線維が増えているのか、表皮の中で枝分かれが起きているのか、つまり立体で見ないと表皮の中の神経線維の構造はわからない。

ぼくはそれらを調べるため、皮膚などの組織の内部の立体構造（3次元構造）を観察できる二光子レーザー顕微鏡という観察装置を導入した。そして東北大学皮膚科学教室の先生方との共同研究で、健康な人の表皮中の神経線維、アトピー性皮膚炎患者の表皮中の神経線維の立体構造を観察してみた。

しかしここでも予想を裏切って、意外な結果が出た。健康な人の表皮にも神経線維があったのだ。それもたくさん。アトピー性皮膚炎患者の表皮にも長い神経線維は確かにあったが、その密度や、深い部分から入り込んでいる神経線維の数は、むしろ健康な人の表皮の方が多かった。[25]

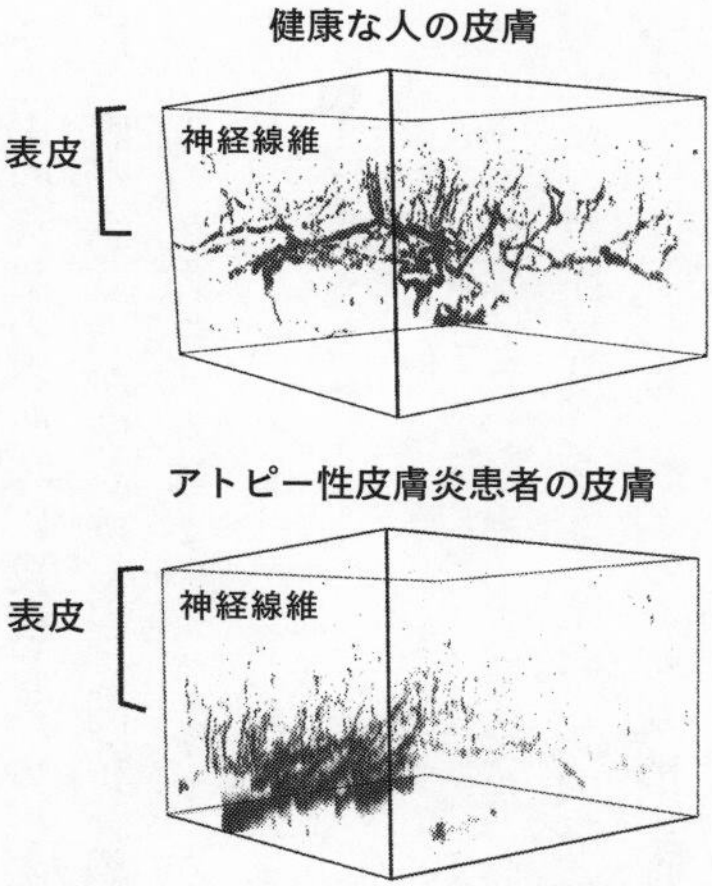

健康な人とアトピー性皮膚炎患者の皮膚内神経

念には念を入れて、皮膚表面と、皮膚断面から観察した。神経線維の数を数えるのには、千葉大学の物理学研究者に客観的にカウントするプログラムを作ってもらい、ぼくらの「思いすごし」が影響しないようにした。

やはり結果は同じだった。そこでイギリ

スの皮膚科学の専門誌に投稿したら、すぐ採択され刊行された。そういうわけでアトピー性皮膚炎患者のかゆみは、表皮内神経線維の数とは関係ないことがわかった。では、そのかゆみのメカニズムはどのようなものなのだろう。

かゆみのメカニズム

アレルギーを起こす物質が、ケラチノサイトを興奮させ、角層バリア機能を低下させるという報告はいくつかある。そのうちの一つは、韓国のぼくの友人の研究者による論文だ。ダニ、ゴキブリのアレルギー起因物質（抗原）にはタンパク質分解酵素作用がある。ケラチノサイトにはタンパク質分解酵素作用でケラチノサイトを興奮させる受容体PAR2（Protease activated receptor 2）が存在していて、ダニ、ゴキブリの抗原はそれを作動させ、ケラチノサイトを興奮させ、その結果、角層バリア維持機能が低下する。[26]

アレルギーの抗原にはタンパク質分解酵素作用があることが多い、とされてきた。一方で花粉アレルギー抗原にはその作用はない、と考えられてきた。しかし、ぼくの同僚たちはその常識をくつがえした。スギ花粉抗原自体にはタンパク質分解酵素作用はなかった。しかしスギ花粉抗原がケラチノサイトに触れると、ケラチノサイトにあるタンパク質分解酵素が活性化されるのだ。[27] スギ花粉抗原が角層バリア機能をタンパク質分解酵素で壊すこと、そこに、これまで知られていなかった生化学的なプロセスがあることを発見した。[28]

ぼくの同僚、K博士は日本のスギ花粉のアレルギー抗原、Ｃｒｙ．ｊ１が角層バリア機能を低下させることを発見した。[27] さらにもう一人の同僚、N博士はそのメカニズムには、前述のＰＡＲ２ではなく、ＰＡＲ１（Protease activated receptor 1）が関与していることを発見した。そしてそこでは血液凝固因子として知られているトロンビンというタンパク質が関わっていることも確認された。[28]「シンゴジラ」という映画があって、ゴジラ退治に使われたのが、このトロンビンだ。それがスギ花粉抗原が角層バリア機能を低下させるのにも関与しているのは驚きだった。

一方で、非ヒスタミン性のかゆみのメカニズムを示唆する論文も発表された。[29] そこでかゆみを引き起こす最初の引き金が、前に書いたＰＡＲ２だ。アトピー性皮膚炎の起因物質として知られるダニ、ゴキブリの抗原がＰＡＲ２を作動させ、ケラチノサイトを興奮させる。するとケラチノサイトからＴＳＬＰという炎症などに関わるタンパク質が放出される。これが末梢神経を刺激、興奮させ、かゆみにつながるというのだ。このメカニズムの証明には遺伝子改変マウスが使われている。なので、これが人間のアトピー性皮膚炎のかゆみのメカニズムであることを証明するには、さらに研究が必要だろう。しかしケラチノサイトがかゆみの最初のステップに関わっていることは、重要なポイントだ。

前述のようにPAR2の作動は角層バリア機能の低下も引き起こす。バリア機能が低下した皮膚には、さらに抗原が入りやすくなる。それがさらなるアトピー性皮膚炎の炎症、バリア機能の低下をもたらす。同時にかゆみも引き起こすので、患者は皮膚を掻く。そこでまたバリア機能の破たん、炎症が起きる……といった悪循環に陥ることが想像される。PAR2だけではなくPAR1もこの悪循環を引き起こす可能性がある。

それを起点に考えるとアトピー性皮膚炎のかゆみの根本的な治療は、その引き金になるケラチノサイトの興奮を鎮めることが、ポイントになりそうだ。

この研究にはさらに予想外の発見もあった。どちらも二光子レーザー顕微鏡を使ったおかげだ。

一つ目は、アトピー性皮膚炎患者の皮膚の中の神経線維の形についてだ。確かに数は少なくなっている。しかしアトピー性皮膚炎患者の皮膚は健康な皮膚に比べて倍以上の厚さになっている。その中を、あまり枝分かれせず、まっすぐ神経線維は伸びていた。これは多分、神経線維のまわりの液体の流れによるものだと考えている。

アトピー性皮膚炎だとバリア機能は低下しているため、皮膚表面から水分がどんどん蒸発してしまう。すると、当然、皮膚の内部から表面へ液体の流れが起きているはずだ。

これを検証するため、同僚のK博士は培養皿の神経細胞から伸びた神経線維に沿って培養液が流れを作る実験を試してみた。その結果、予想通り、神経線維に沿って培養液の流れがあると、繊維は長く伸びた。この結果は、たとえば脊髄などで神経線維がダメージを受けた場合の治療にも役立つかもしれない。神経線維を伸ばす物質も知られているが、神経線維を伸ばしたい方向に液体の流れを作ってやればいいのだ。

この研究結果は、"Biochem Biophys Res Commun"(生化学生理学研究コミュニケーション)という速報誌に投稿した。速報誌は採択か否かの判断が早い。広い分野で興味を持たれることが期待される場合、受理される。実際、投稿して1週間たたないうちに有名な脳科学者の判断で採択され、2週間後には刊行された。[30]

もう一つの予想外の発見は、アトピー性皮膚炎で皮膚が赤く見えるしくみについてだ。様々な皮膚の炎症で皮膚表面が赤くなること(紅斑《こうはん》)は、だれでも知っている。そしてそれが、皮膚表面にある細い血管(毛細血管)の中を流れる血液の量が増えるから、ということもわかっていた。しかし、どうやって増えるのか? 血管が太くなるのか? 枝分かれして血管の数が増えるのか?

通常、炎症を起こした皮膚をスライスした標本には、血管はチクワのような断面として見える。アトピー性皮膚炎患者の場合、普通よりその数が増えているため「枝分かれ」説

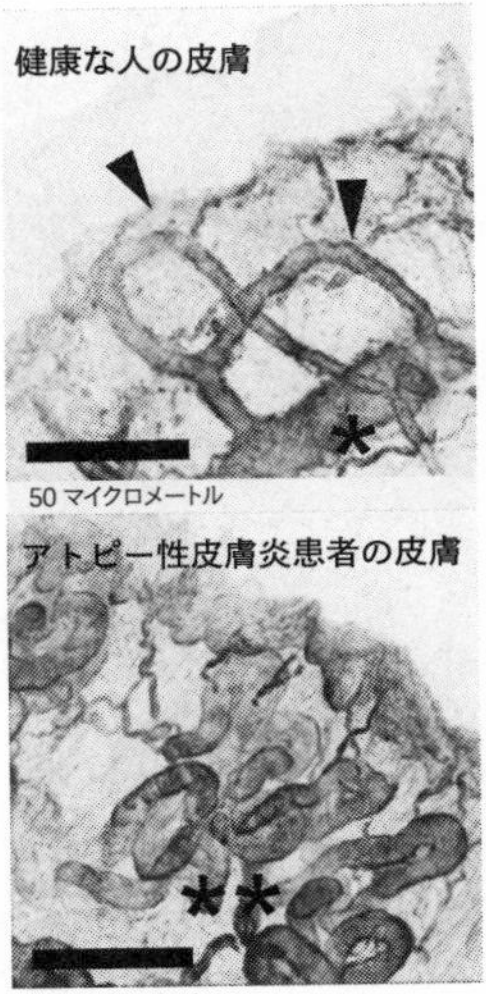

皮膚表面の血管構造の変化

が定説になっていた。

　ところが、ぼくたちがアトピー性皮膚炎患者の皮膚の3次元画像を東北大学皮膚科学教室の教授に見せたときのことだ。ぼくたちは表皮の神経にしか興味がなく、その下の真皮にある毛細血管をよく見ていなかった。しかし写真を見た教授は「ちょっと待って。真皮に見えているぐにゃぐにゃしたものは何ですか？」と声をあげた。

　そう言われてみると、赤くなった皮膚の内部、真皮の部分で血管がぐにゃぐにゃぐにゃトグロを巻いている。あるいは小腸にも似ていた。

「これは血管でしょうねえ。確かに紅斑の場合だけ、ぐにゃぐにゃですね」

「いや、これは意外です。私たち、皮膚科学の研究者は紅斑の場合の血流の解剖学的な常識を改める必要があるのかもしれない」と教授は興奮気味に仰った。教授の助言によって改めて考え直し、そのぐにゃぐにゃ血管写真と正常な皮膚の中の血管の写真を示した論文を皮膚病理学の国際誌に投稿したところ、受理され、そのうえ、掲載号の表紙にも採用された。[31] 研究には良い道具がやはり必要なのだ。

自己免疫疾患、ガンについて

自己免疫疾患は、免疫システムが、第4章で触れた「自己」の証明であるMHCというタンパク質をちゃんと提示しているにもかかわらず、自己の細胞を攻撃してしまう病気だ。その原因の一つは、免疫の制御システムが関わっていると考えられている。

まず、重要なのが、前に話した胸腺でのミスだ。ランゲルハンス細胞から、病原体のかけらである「手配写真」と自分の証明書「MHC」を受け取ったT細胞は、はじめに胸腺に送り込まれる。そこで自分、つまりMHCに反応してしまうT細胞は排除される。ところが、そこで排除されそこなったT細胞が、自己の臓器を攻撃し始めるのだ。

免疫系が皮膚を攻撃して起きるのが乾癬《かんせん》という病気だ。そのときに炎症などを起こすのが免疫細胞から放出されるサイトカインTNFαで、乾癬の治療には、これを抑える薬剤が使われる。

他にも関節の膜を免疫細胞が「外敵」と勘違いして起きる関節リウマチ、腎臓などを攻撃する全身性エリテマトーデス、中枢神経を攻撃された結果、起きる多発性硬化症などがある。自己を守る免疫系が暴走して起きる病気だから、厄介だ。乾癬のようにその攻撃のメカニズムがわかると、それなりの対処も考えられるのだが、ワクチンを作るわけにもいかない。
痛風にも免疫系が関与しているようだ。痛風の原因が尿酸であることは、古くから知られていた。会社員が、中年になって毎年、健康診断を受けさせられるようになると気になるものの一つが血中の尿酸値だ。これが多くなると尿酸ナトリウムという結晶ができる。これが異物だと認識され、炎症を起こすサイトカインを放出する。そのメカニズムも次第に明らかになってきているが、問題は尿酸だ。哺乳類の多くは尿酸を分解する酵素（尿酸オキシダーゼ）を持っていて、尿酸が溜まる懸念はないが、類人猿と呼ばれるオランウータン、ゴリラ、チンパンジーといった連中、そして人間は、この酵素を持っていない。そのため痛風に悩まされる。血漿中の尿酸濃度はホエザル、アカゲザルの量を2とすれば、オランウータン、ゴリラ、チンパンジーの量は10～15あり、人間に至っては25近くある。[32]
なぜ、せっかく持っていた尿酸分解酵素をなくしてしまったのか。その理由として、類人猿、人間が昼間生活をおくるようになったからだ、という説がある。[33] 昼間、活動していると太陽の紫外線を浴びることになる。そうなると身体に有害な酸化物質が増える。体毛を無くした人間では、それがさらに顕著になるだろう。尿酸には酸化物質を抑える働きがあり、そのため、類人猿、人間は進化の過程で尿酸分解酵素をなくした個体が生き残った、というのだ。

さらに中国人を対象にした調査で、菜食主義の人は尿酸値が低いという報告がある。[34]サルの多くは草食性だが、オランウータン、チンパンジーは雑食だ。ゴリラも昆虫は食べる。人間については言うまでもない。雑食の方が、カロリーの高い肉などを摂取できるので、エネルギーの摂取が効率的であり、それも人類繁栄の要因だったと思うが、ある方向に進化すると、多くの場合、その副作用と言うべき現象も引き起こす。

前にも話したが、免疫システムには、それが過剰になった際、それを抑制する「制御性T細胞」がある。かつて免疫学者の多田富雄博士が予言し、坂口志文博士がメカニズムを解明した。[35]この制御性システムを調整することができるようになれば、自己免疫疾患の根本的な治療法が確立されるかもしれない。

免疫システムをかいくぐる病気、ガンについても話しておこう。

ガンワクチンはあって欲しいが、なかなかできない。ガンにも「手配写真」つまりガン細胞特有のタンパク質のかけらがあるのだが、ガン細胞はそれを細胞内部に引っ張り込んで「見つからない」ようにする。子宮頸ガンに限ってはワクチンがある。なぜかというと、このガンはパピローマウイルスと呼ばれるウイルスに感染して起きるので、このウイルスに対するワクチンで予防ができるのだ。

免疫のしくみがわかってくると、新しい作戦も考えられる。本庶佑《ほんじょたすく》博士、石田靖雅博士はT細胞の機能を低下させる受容体PD－1を発見した[36]。過剰になった免疫系を抑えるシステムの一つかもしれない。その後、巧緻なガン細胞は、この受容体を活性化するPD－L1というタンパク質を細胞表面に出し、それでT細胞の攻撃をかわしていることがわかった。だとすればPD－1の抗体を作ってPD－1が作動しないようにすれば、ガンがT細胞機能を低下させるのを防ぐことができる[37]。そうして作られたのがPD－1の抗体であるニボルマブ（商品名オプジーボ）という治療薬で、皮膚にできるガンの中でも転移しやすく危険な悪性黒色腫（メラノーマ）などに効果が認められた。この発見が本庶博士にノーベル医学賞をもたらした。

免疫系の基礎研究をじっくり進めることは、治療が難しい病気の対処法をもたらすという好例だと思う。ガンのメカニズムを追っているだけでは発見しえなかった治療法が、免疫システムの研究で見つかったのだ。目先のことばかり考える研究だけではなく、生命の様々なシステムを理解しようとする基礎研究の必要性を顕著に示した例だと思う。

ストレスと皮膚・表皮とこころをつなぐもの

現代の人間にとって、精神的なストレスが皮膚によくない影響を及ぼしているのではないか。太古の世界に生きた人々の記録は残っていないので何とも言えないが、ここではストレスと皮膚の関係を考えてみたい。

たとえば１９９５年、阪神淡路大震災のとき、アトピー性皮膚炎患者の症状について、住んでいた家の被害の程度と相関があった[38]。あるいはアトピー性皮膚炎患者においてはウツや不安症の罹患率が高いという報告もあった[39]。精神的ストレスは皮膚の状態を悪化させるし、一方で皮膚の疾患は精神的なトラブルの原因となるかもしれない――そんな意識は多くの人が持っているだろう。

精神的ストレスと皮膚の関連について、今世紀初頭、実験的に証明がなされた。

イライアス博士は、彼が教えるカリフォルニア大学サンフランシスコ校の学生を対象に、試験中、試験後のバリア回復実験を行なった。その結果、当然、試験中の学生のバリア回復速度が遅いことが判明した[40]。試験中はお肌に注意しましょう。一方、ぼくたちはストループテストという精神的に負荷がかかる作業を20代女性にやってもらい、そのバリア回復速度を調べた。このテストでは問題の紙に、あか、あお、みどり、きいろ、という単語が、赤、青、緑、黄色、それぞれ、ばらばらな色で書いてある。「あお」が赤だったり緑だったりする。青い場合もある。被験者は回答欄に、その単語の色を書く。単語の意味と、回答が一致しない。これが精神的なストレスになるようだ。ぼくもやってみたが、想像以上に疲れる。シンプルな精神的ストレス負荷の方法なので、ストレスの研究ではよく用いられている方法だ。ここでも短期的なストレスにもかかわらず、バリア回復は遅くなった[41]。

その後、イライアス博士との共同研究で、ストレスに伴い血液中で濃度が高くなるコルチゾールというホルモンがバリア回復を遅らせることも証明した[42]。

皮膚のバリア機構には角層以外にも、免疫バリアの最前線であるランゲルハンス細胞や、ケラチノサイトが合成する抗菌物質がある。それらは角層バリアが壊れると、それを補うために増えるのだが、精神的ストレスはそれらも減少させてしまう。

イライアス博士のチームはストレスを負荷したマウスが感染菌の影響を受け、感染性の炎症を起こすことも明らかにした[43]。3重になっている皮膚バリア機構も、精神的ストレスには勝てないのだ。

以上は、脳のストレスが皮膚機能に及ぼす現象だ。その反対に皮膚の病変が脳に影響を及ぼす可能性があることを、ぼくたちは提唱している。

まず、前に話したストレスホルモンであるコルチゾール。これは脳がストレスを感じると、脳から腎臓の上にある副腎という臓器に指令が届き、副腎で合成され、放出されると信じられてきた。ところがぼくたちは表皮が乾燥するとケラチノサイトがコルチゾールを合成し放出することを発見した。[44] あるいは角層バリア機能を壊したり、皮膚に紫外線を照射すると、サイトカインと呼ばれる炎症などを引き起こすタンパク質がケラチノサイトで合成され、放出される。[45]・[46]

脳の病理学の分野では、これらの物質の血中濃度が高くなると、大脳で記憶や学習に関与する海馬という場所にダメージを与え、ウツや心的外傷後ストレス障害（ＰＴＳＤ）を引き起こすと考えられている。そこから考えると、角層バリア機能が低下し、炎症が起きているアトピー性皮膚炎の患部からコルチゾールやサイトカインが放出され、それが海馬にダメージを与えて精神的な問題を起こしているとも考えられる。[47]

やはり角層バリア機能の低下が起きる乾癬という皮膚病で興味深い報告がある。乾癬患者でもウツや不安症が健康な人より多く認められる。乾癬の症状を抑えるためのエタネルセプトという薬剤がある。これは炎症を起こすサイトカインＴＮＦαを抑え込む効果がある。この薬剤を乾癬患者に投与すると、まず炎症が治まり、そして精神的な状態も良くなったという。[48]

脳の状態が皮膚に及ぼす影響もあるが、皮膚、表皮の状態が脳に影響を及ぼすこともある。脳と皮膚は互いに影響し合っているのだ。

最後の章では、様々な角度から人間の皮膚の役割を見直し、人間の意識と皮膚について考えてみたい。

第6章

覇者なのか？——皮膚というシステムを見つめ直す

これまで地球生命の誕生から始まって現在までの歴史を、皮膚目線で鳥瞰的にたどる旅を続けてきた。皮膚の中でも特に重要だとぼくが考える表皮について、その「部分」である角層、表皮ケラチノサイト、そして免疫系について取り上げ、その進化、その結果として起きていることも見てきた。脳に比べると、ふだんぼくたちはその存在をあまりにも軽んじ、無関心でいるけれど、皮膚が、そのみかけからは想像もつかない複雑な機能を獲得した結果、今のぼくたちがあることがわかってきた。

しかし皮膚というシステムを構成する「部品」について説明しても、皮膚の全体像がわかるとは思えない。ぼくがよく使うたとえ話に、自動車がある。エンジンがあってシャフトがあってタイヤがあって、さらにそれらを駆動する燃料や点火プラグ、ハンドルなどが、それぞれの場所で、適切なタイミングで作動してはじめて自動車は走り始める。自動車が走るしくみを理解するためには、それらの部品の関係、エネルギーと情報の流れの全体像を眺めなければならない。

皮膚についてもそうだ。人間が生きていくために、皮膚がいかに重要かは、人間という生き物、そこでは絶えずエネルギーと情報の流れがあるのだが、それを総体として見る視点も必要だ。少し飛躍して感じるかもしれないけれど、ぼくたちの脳が意識を生み出すためには、神経細胞同士がネットワークを作り、密に情報をやりとりしている。脳と同様、あるいはそれ以上に、皮膚もまた計り知れない能力を持っている。本書の「はじめに」で、人間という前代未聞の動物が生まれ栄えてきたのは、その皮膚のためではないかと考え始めている、と書いた。最終章では、そういう見方で皮膚を捉え直してみよう。

因果律を逆転させる空間

物事には原因があって結果がもたらされる。これを因果律という。古代ギリシャの頃からそう考えられてきた。何か出来事があった。それには過去に、その原因となる出来事があった。まず常識的な考えだとは思う。

ところが不思議なことがある。一人の人間の成り立ちについて考えてみる。まず受精卵がある。それが細胞分裂を繰り返し、やがて外胚葉、中胚葉、内胚葉の三つに分かれる。それぞれから身体を構成する部分ができる。たとえば外胚葉の一部がくぼんで溝ができ、やがてそれが脊髄になり、その一端がふくれてきて脳になる。

最初は魚のような形をした胎児は次第に人間らしい形になり、やがて出産によって一人の人間になる。そして歯が生え、立ち上がり、言葉を話すようになる。生まれて十数年後、身体に第二次性徴という異変が起きて、生殖できる身体の構造に変化する。

ぼくは、それが不思議でならなかった。受精卵が、成人という目的に向かって十数年の間、正確に、スケジュールに沿って変化し続けるのだ。

生物のすべてに、この不思議がある。簡単な構造の種子や卵が、複雑な構造を持つ成体になる。成体は種子や卵を産み出し、それが次の世代を作る。時間が、歳月が経過するが、それとは無関係に、あるいはそれに逆らうように生物は成長し子孫を残し世代を超えて生き続ける。

物質の世界では、時間と共にすべては秩序を失っていくように見える。たとえば塩の結晶が水の中に落とされて、次第に形を失い、やがては消え去って薄い塩水になる。その塩水をずっと眺めていても、再び、もとの結晶が現れることはない。結晶が溶ける方向への時間はあるが、その逆はない。その変化の過程から「時間の流れ」というものが認識されるとも言える。

生物は、その時間の流れに逆らって存在し続けている。それは、原因があって結果が起きるという因果律を逆転させているようにも見える。まず結果としての成体の存在があって、その目的のためにシンプルな構造の卵、種子が、一連の過程を迷うことなくたどり、成体に至る。

現代の生物学者は「受精卵や種子には成体を構築する設計図である遺伝子が存在する。それが『原因』だ」と言うだろう。しかし、受精卵から胎児に至る間、その遺伝子から緻密なタイミングで必要なタンパク質などが合成され、臓器や骨格が形作られていく、そのスケジュールを管理しているものは何なのか。人間の場合、生後十数年というタイミングで第二次性徴が起きる。その際も、もともと持っていた遺伝子に書き込まれていた情報から、必要なタンパク質などが選択されるのはなぜか。

あるいは、人間も含めて、生物の身体の外では、温度や湿度、陽射しや雨、雪、風など、環境は目まぐるしく変わる。しかし生物の身体の中の状態は一定に保たれている。たとえばぼくたちが元気なときの体内の温度は37℃で一定だ。対外環境と体内環境が存在して、体内ではその状態が一定に保たれている。19世紀のフランスの生理学者、クロード・ベルナールは、それを「内部環境」と位置付けた。その後、その「内部環境」は、アメリカの生理学者、ウォルター・キャノンによって「ホメオスタシス」と名付けられた。ぼくたちの身体の中で、心臓や消化器、呼吸器などの臓器が、それぞれの役割を果たし、ぼくたちの命を維持するためには、体内の環境は一定でなければならないのだ。変化し続ける環境の中で、このホメオスタシスを維持するために、生物はそれぞれが棲む環境の中で休むことなく大変な努力をしている。これも物質の世界に比べると不思議なことだ。

そんな生命の不思議を最初に指摘したのは、量子力学の研究者であるエルウィン・シュレディンガー博士だった。彼は、生命は環境から、体内の秩序を構築し維持する何かを得て、たとえば栄養にその何かが含まれていて、そのため、生物は、環境の変化に対して身体の構造、機能を維持し続けられるという仮説を唱えた。シュレディンガー博士は、その何か、をネゲントロピーと名付けたが、その実態については謎のままだった。

その後、熱力学という物理学の分野から、答えがもたらされた。そして、その答えに沿って生物の存在を考えるとき、生体と環境との境界をなす広義の皮膚の重要性が浮かび上がってきた。次節では、その一連の研究の歴史について話そう。

熱力学的に皮膚を考える

大学で化学熱力学を専攻していたぼくが皮膚の役割について全く新しい見方をするようになったきっかけは、ヤリイカと脳とコンピュータの研究で知られる松本元博士から「非平衡熱力学の観点から考えると、皮膚は生命にとって最も重要な役割を担っているに違いない」と聞いたことだった。

まず熱力学の「平衡」と「非平衡」について少し説明しよう。

25℃の部屋に置いたお椀に25℃の冷えた味噌汁を入れフタをする。その状態はずっと変わらないはずだ。これが「平衡」状態。物質や熱の移動が見えない状態。しかし、お椀に熱い味噌汁を注ぐ。ゆらゆら湯気が立ち上る。お椀の中では、雲が湧くように味噌の濃い部分、薄い部分がゆらめき出す。これが非平衡だ。お椀の表面の味噌汁の水分が蒸発して湯気となる。そして蒸発で熱を奪われた味噌汁の表面は冷える。冷えた水は重いので、お椀の下に行き、熱い底の水が上に上がってくる。そこで味噌汁が上から下へまた上へ、という渦ができる。対流である。その状態でずーっと待ってると味噌汁は冷めきって部屋の温度と同じ25℃になる。湯気で部屋の湿度も上がる。そうなると対流もなくなる。何の動きも見えない。部屋と味噌汁は平衡状態になったのだ。

ざっくり言ってしまえば、物質や熱が動いている状態は非平衡だ。だから、日常、食卓や台所で目撃する現象の多くは熱力学的非平衡現象だ。

さて生物だ。

言うまでもないことだが、生きている生物の中では、たとえば人間の身体の中では血が全身を流れ心臓はどくどく動き、消化器も絶えず運動していて中が空っぽになると音を立てる。非平衡現象に満ち満ちているのが、生きている生物、生命現象だ。

ところが、熱力学は平衡状態の研究から始まった。平衡状態にある水を熱すると水蒸気になる。水蒸気がそのままだと、水蒸気が平衡状態になっているのだ。水蒸気を冷やすとまた水になる。水という平衡状態になる。

そう書くと、そんなことはあるまい、ヤカンに水を入れてコンロで熱すれば、そりゃ沸騰して湯気が出るが、湯気はそのままどっかに行ってしまうではないか。

その通りです。前述の「水から水蒸気へ、水蒸気を水へ」という実験をしたければ、たとえば、きっちり閉鎖した、熱も通さない分厚く丈夫なガラス箱の中で行なわねばならない。つまり水蒸気やら熱やらが散逸してしまったら、平衡から平衡への実験は成立しない。

そんな熱力学では、窓を開けて開放した台所でヤカンに入れた水を沸かしたらどうなる？ という現象すら説明できない。まして生命現象を熱力学的に考える、なんて不可能だ。

1967年頃、ここで新しい熱力学が現れた。散逸構造、あるいは開放系非平衡熱力学という。ぼくらが日常見る現象は、大抵、何かが、開放された場所で散逸しているのではないか。この新しい科学を確立したのはイリヤ・プリゴジン博士という化学者だ。そしてプリゴジン博士の科学を日本に紹介した研究者の一人が松本元博士だった（『構造・安定性・ゆらぎ』松本元、竹山協三訳、みすず書房）。

物理学から見た生命進化の必然性

プリゴジン博士も松本博士も、生命現象を物理学的に説明できないかと考え、そこから新しい科学の必要を感じたのだ。ちなみにプリゴジン博士はエネルギーの出入りがあるシステム――もちろん生命も含まれるが、そのような系では高次の構造物が生成すると言う。つまり物理現象として、生命の誕生や進化は必然だというのだ。40億年ほど前、簡単な構造を持つ最初の生命、一つの細胞からなる命が現れた。そのこと自体が、混沌から、精緻な構造と機能を持ち、時間を超えて子孫を残すというものが生まれた、という奇跡に思える。さらに驚くべきことに、その生命が集合体となって遺伝子を共有する多細胞生物、個々の細胞が精緻な機能を持ちながら、集まった細胞の中で役割分担をする生物が現れたのだ。さらに多様なシステムを持つ動物、植物が地球上の様々な場所で、独自の進化を遂げた。それは平衡状態の熱力学では説明できないことだ。

つまり、閉鎖空間ではない場所で、エネルギーや物質の動きがある状態のサイエンスだ。このサイエンスがもたらした生命現象への貢献は、生物の中で絶えず一定の物質やエネルギーの動きが維持されている、それが数学、物理学的に説明できることを示したことだ。

ここで、言葉だけは有名なエントロピーという用語について説明しなければならない。エントロピーも元は熱力学の中で生まれた概念だ。その後、ボルツマン博士がそれを様々な分子、原子が飛び交う状態を説明するために確立した統計力学というサイエンスの中で、原子や分子の秩序、それが無秩序になる、そのプロセスに結びつけた。よく知られているように、エントロピー値が上がるということは、より無秩序になるということだ。

言うまでもなく、秩序あるものは放っておくと、だんだん、その秩序は失われていく。エントロピーは増えていく。コップの水にインクを一滴落とすと、インクは徐々に拡散して見えなくなる。ずーっと待っていても拡散したインクが再び一滴に集合することはない。それに対してすべての生物はなんらかの膜——多細胞動物だと皮膚と言っていいだろう——で全身を覆い外からの危険に対し、内部の、生きるための秩序、システム、ホメオスタシスを守っている。

平衡熱力学では、閉鎖された空間の中では、エントロピーは上がることはあっても、決して下がらない、という。たとえで言うならば、大きな箱の中に赤と青と白のピンポン玉をランダムに入れておく。その箱を揺すっていたら表面にアメリカの星条旗やフランスの国旗が現れる、ということは絶対に起こらない。

ところが皮膚というタフな組織で覆われたぼくたちの身体の中では、常に物質やエネルギーの流れが、然るべき方向性を保ちながら維持されている。そのためには、まず皮膚は外の世界に対して閉鎖されたものではない、ということになる。さらに、外の世界の温度、湿度、気圧などは常に変化している。あるいはぼくたちの先祖が世界各地に拡散する道のりにおいて、泳いで海峡を渡る、雪山を越える、灼熱の砂漠を横断する……そういう無茶をしても彼らの体内温度や血流や消化器系などは一定の動きを保ち続けていた。もちろん今のぼくたちもそうだ。

前述のピンポン玉の例に戻れば、最初、三色のピンポン玉を星条旗模様に並べておいて、その箱をガシャガシャ揺り動かしても、ひっくり返しても変化しない。いや、身体の中で動きが保たれる、ということは、ガシャガシャの間、星条旗とフランス国旗が代わる代わる出現するようなものだ。「皮膚」で環境から空間的に隔離された生物の内部では、途方もないことが起きているのだ。

松本博士の指摘は、それが可能になるためには、環境と身体のインターフェイスである皮膚が開放系であるだけではなく、環境の変化を常にモニターし、それを基に体内のシステムの動きを調整する機能が内蔵されているはずだ、というものだった。それが何か、ぼくたちはもう知っている。そう、表皮だ。

第2章でも触れたが、ぼくたちは末梢神経ですでに見つかっていた痛み受容の中心的分子・TRPV1という受容体が、表皮を形成するケラチノサイトにも存在することを発見した。それを学会で発表していたら、松本博士が足を止められたのだ。

表皮のモニタリング機能――メントールから天気の変化まで

TRP（Transient Receptor Potential）は、温度だけでなく様々な刺激を感受するセンサーとして生物に備わっている。人間の場合、そのアミノ酸配列や分子構造の類似性によって、TRPV、TRPM、TRPAなど現時点で30種ほどの受容体で構成されている。

外部の環境温度に応じて体温調節を行ない、生命を維持するために不可欠の機能で、恒温動物だけでなく、爬虫類や魚類といった変温動物から単細胞生物まで、多くの生物に備わっている。

まず海外の研究者やぼくたちの実験によって、表皮、それを構築するケラチノサイトにTRPV1以外にも様々な温度、そして化学物質などで作動する受容体が見つかった。[1]

それぞれの特徴がおもしろいので少し紹介しよう。以下、読みやすいように「TRP」は省略する。「TRPV1」は「V1」と書く。

V1、V3、V4は、人間の体温に近い温度で作動するセンサーだ。V2は52℃という比較的高温で、反対に22℃以下ではM8が、17℃以下ではA1が作動する。[2]~[7]著しい高温や低温は生命を危険にさらすため、温度感覚に加えて痛みとして感知される。つまり危険から身を守るためのアラームとも言えるのだ。具体例を挙げると、たとえばM8はメントールでも作動する。ハッカ（ミント）を舐めたりすると、すーっと冷たい感じがするのは、M8が冷たい温度で作動するためで、V1が高めの温度（42℃以上）とトウガラシの辛味成分で作動するのと同じだ。A1はワサビやマスタードなどの成分で作動するし、体温近くで作動するＶ４は、浸透圧や細胞の体積変化で作動するという説もある。これらが全部、ケラチノサイトに存在して作動しているのだ。

Ｖ１の作動と知覚の関係はどうなっているのだろう。つまりケラチノサイトのＴＲＰが作動したら、脳はそれを認識するのか？　それについてはＶ１を発見したカテリーナ博士がマウスを使って証明してくれた。[8]遺伝子操作でケラチノサイトにはＶ１がなくて、神経にはＶ１があるマウスの足の裏に、カプサイシンを塗った。普通のマウスに塗ると、たちまち「あちちちち」と足の裏を舐めはじめる。しかしケラチノサイトにＶ１がないマウスは知らん顔。ここからカテリーナ博士はケラチノサイトのＶ１を作動させると、脳が「痛い」と感じると結論した。つまりぼくらがカプサイシンや酸を皮膚に塗ったらピリピリするのは神経が感じているのではなくて、ケラチノサイトのＶ１が作動しているから、ということになる。

敏感肌、と呼ばれる人たちがいる。普通の人では痛み、かゆみなどを感じない程度の刺激でも、敏感に感じてしまう。そういう人を探す手段として、普通の人だと塗っても何も感じないぐらい薄いカプサイシン溶液や酸を皮膚に塗って、痛みを感じるかどうかを確認する方法がある。そう考えると、敏感肌の人に対する対処は、神経系に対する処置ではなく、ケラチノサイトのＶ１をなんとかする、それが必要だということになる。

ＴＲＰは角層バリア機能にも関係していた[9]。バリア破壊後、皮膚表面をＶ１が作動する42℃以上の温度に1時間保つ。あるいは、やはりＶ１が作動するカプサイシンを塗るとバリア回復が遅れた。Ｖ４を作動させる34〜40℃に1時間保つ。あるいはＶ４を作動させる薬剤を塗ると回復が早くなった。お風呂で痛みを感じる温度は42℃以上だ。34〜40℃は、いわゆる人肌の温度で、心地よい。皮膚表面の温度がバリア機能に良くない高さになると痛みを、不快感を覚える。バリア機能に良い温度を心地よく感じる。そのように人間の感性が進化してきたのだろう。

そこでふと考えた。夏、暑いとき、冷たいタオルで一瞬顔をぬぐうのも気持ちがいい。Ｍ８を作動させるメントール、これは皮膚に塗る様々な薬、ローションなどに配合されている。もちろん使うと快感を覚えるからだ。それならバリア破壊後、短時間、1分間だけ皮膚表面をＭ８やＡ１が作動する15℃以下にしたらどうなるか。実験した結果、バリア回復は早くなった。メントールもＡ１を作動させる薬剤も回復を促進した[10]。

どうやら温度に関しては、皮膚が心地よい温度、適切な時間が、バリア機能には良いようだ。言い換えればバリア機能に対して良い温度環境を快く感じるように人間は進化したのだろう。

ケラチノサイトでは他にもわかっていることがある。前にも話したが詳しく説明しよう。

光、これは電磁波だ。波長が400ナノメートル（nm＝ナノは十億分の一）以下だと紫外線になり、750ナノメートル以上だと赤外線と呼ばれる。言うまでもないが、紫外線も赤外線も皮膚に影響を及ぼしている。その中間にある、我々人間の眼に見える光が可視光だが、これも表皮は感知している。さらに網膜で光の強弱、三原色の赤、緑、青を識別している受容体、そしてその受容体が作動したとき、電気信号に変換するタンパク質も一揃え、表皮ケラチノサイトに見つかった[11]。

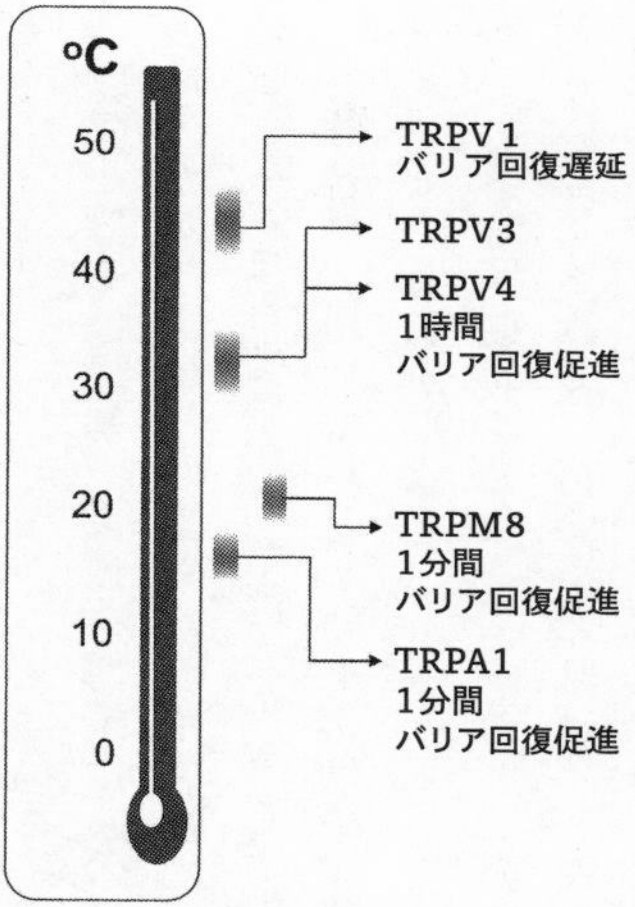

TRPとバリア機能への影響

電気、電場、あるいは電子の分布。これもケラチノサイトに作用する。電位感受性受容体の存在も確認できた[12]。たとえば、角層バリア機能を破壊した後、金か白金を乗せておくだけで、回復が早くなった[13]。金属の中には自由に動ける自由電子がある。だから電気が流れる。皮膚は乾いていると自由電子はない。錆《さ》びない金や白金を皮膚に接触させると少しの自由電子が表皮表面に移り、表皮表面はマイナスの電位を持つ。そのためバリア回復が早くなるのだ。

聴覚、ぼくは最初、大橋力博士たちのハイパーソニック効果を知ったことから興味を持った。ガムランなどの音楽のライブ音には、耳では聴こえない超音波（2万ヘルツ以上の周波数）が含まれている。そのためガムラン奏者はトランス状態になることがある。首から下を防音材で覆ってみると、その効果は消えた。だから身体の表面に超音波を感知するシステムがあるに違いないという。[14] ここでも角層バリア破壊後、5千、1万、2万、3万ヘルツの音を照射したところ、1万、2万、3万ヘルツの場合、回復が促進された。[15] 表皮がどういうしくみで、言い換えれば、どんな受容体が音を感知しているのかは、まだ不明だが、ケラチノサイトが音を感知するのは間違いない。

嗅覚、これはドイツの研究者が最初に発表した。白檀という香木に含まれる香気成分で作動する受容体がケラチノサイトに存在していて、それを作動させると傷の治りが早くなる。[16] 最近、ぼくの同僚N博士もケラチノサイトにおける嗅覚について新しい発見をしている。[17] 加齢臭と言われるノネナールという臭い分子があって、これはケラチノサイトの増殖を抑え、表皮を老化させる。この臭い分子をブロックする香料には、その作用を防止する効き目があったのだ。

大気圧、あるいは天候の変化についてはどうだろう。ケラチノサイトを密閉容器の中で培養し、空気を押し込んだり吸い出したり――つまり気圧を高くしたり低くしたりした。すると、気圧を上げても下げてもケラチノサイトは興奮した[18]。天候変化、これは気圧の変化だと言っていいと思うが、それによって様々な症状が出ることは大昔から知られていた。気圧が高くなると交感神経系が活性化され、たとえば炎症が酷くなる。気圧が低くなると副交感神経系が活性化され、たとえばアレルギー性疾患が悪化する。その引き金は表皮ケラチノサイトかもしれない[19]。

もちろんケラチノサイトをつついたり、水流を当てても興奮が起きる[20・21]。これについても、ケラチノサイトに圧力をかけると、触覚として脳が感知する、という遺伝子改変マウスを使った実験がなされた[22]。

触覚については、様々な神経終末と呼ばれる神経系があって、それらが大きな役割を果たしていることは間違いない。しかし、ぼくが言いたいのは、ケラチノサイトも触覚に関わっているよ、ということだ。

さらに海外では、ケラチノサイトは空気中の酸素の濃度を感知していて、その変化によって赤血球の生産量を調整するシグナルを出す[23]、あるいは地磁気、方位磁石の針を動かすぐらいの弱い磁気だが、その変動にもケラチノサイトは応答する、という研究もある[24]。

表皮ケラチノサイトは、どうやら環境に存在する様々な物理的、化学的な因子のすべてを感知する機能を持っているのではないかとさえ思いたくなる。

開かれた表皮

ケラチノサイトが刺激を感知しても、それに応じてケラチノサイトがなんらかの情報発信をしなければ意味がない。その点についても、様々な発見が続いている。

マッサージすると血行が良くなり、リンパ液の流れも良くなる。末梢血管やリンパ管を拡張する因子は一酸化窒素（ＮＯ）だが、ケラチノサイトは圧刺激を受けると、このＮＯを合成し放出する[25]。

すでに述べたようにケラチノサイトは脳、あるいは脳からの指示で合成されるホルモンの多くを合成、放出している。信頼ホルモンと呼ばれるオキシトシン、ストレスホルモンとして知られるコルチゾールなどだ。どちらも血中濃度が変わると情動に影響する。前者は人間を信頼するという、幸せな方向に心理状態を変化させるし、後者は大脳海馬に作用し、ウツや不安症を引き起こす[26・27]。

さらにケラチノサイトから構成される表皮には情報処理システムが存在する可能性がある。

指先を三角や丸のような様々な形に触れさせる。そのとき、前腕の神経の電気状態をモニターすると、形によって電気状態が違っていた。つまり指先から腕までの間で形を識別する情報処理がなされているのだ。[28]

ぼくは表皮がその役割を担っていると考えている。培養皿の中のケラチノサイトですら、興奮の波など、自空間的なパターンが形作られるのだ。[29] 表皮の下の真皮、皮下組織でそんなパターンが形成されるとは考えづらい。

また、脳では、神経細胞を興奮させたりそれを元に戻したり（抑制という）する受容体と、その受容体を作動させる情報伝達物質が存在し、それらによって脳での情報処理が担われているのだが、ケラチノサイトにはそれら受容体、情報伝達物質が一揃え存在し作動している。[30]〜[35]

最近、表皮の感覚システムについて新しい発見が報告された。表皮の中の神経は、無髄神経、あるいはC線維と呼ばれる細い神経線維が入り込んでいるだけだと言われていた。ところが、脳などで、その神経線維をくるんでサポートするシュワン細胞という細胞が、表皮の底の部分で網状の構造、ネットワークを形作っていることが見出されたのだ。[36] 表皮の底の部分にはメルケル細胞という、圧力に応答する細胞がある。ケラチノサイト、メルケル細胞、そしてシュワン細胞のネットワークが、指先で形の違いを識別する高解像度のセンサーになっているのかもしれない。

さて、話を元へ戻そう。松本博士の予言は正しかった。これまで見たように、表皮には驚くほど多様な現象、物質を識別する能力がある。また、そういう情報を受けて脳並みに様々なシグナル、ホルモンやサイトカインを発信する機能がある。さらに脳の機能である情報処理システムも存在している可能性がある。

身体と世界の境界にある表皮は、確かに世界に向けて開かれていて、かつ世界からの情報を身体全体や脳に対して制御する機能も兼ね備えているようだ。

エネルギーと情報の流れから――生命と非生命の境界を越えて

かなり昔から生命に関係のない現象と、生命現象との類似について語られてきた。その百科事典的総決算がリマ・デ・ファリヤ博士の2冊の本で、生き物の形と、鉱物など生命に関係のない物の形、それらの類似性について膨大な例が示されている(『選択なしの進化：形態と機能をめぐる自律進化』池田清彦監訳、工作舎／『生物への周期律』松野孝一郎監訳、工作舎)。乾いた泥の上の模様、葉脈、バッタの羽の模様。しかし、なぜそうなるのか、については明確な説明はなかった。

生命や非生命に共通して見られる形の科学としてはベンワー・マンデルブロ博士のフラ

クタル理論が有名だ。[37]海岸線、雪の結晶、血管や気管の構造、それらを数式で表現する方法が提案された。しかし、ここでも「なぜ」という説明はない。

生き物の身体の表面の模様を数式で表現しようとしたのが、数学者のアラン・チューリング博士だ。反応拡散方程式と呼ばれる単純な微分方程式で、生き物の身体に認められるような模様、その変化が表現された。[38]これはチューリング・パターンと呼ばれるが、その実在は大阪大学の近藤滋博士によって確認された。タテジマキンチャクダイという熱帯魚の身体の表面の模様、それがチューリング・パターンに似ていると気づいた博士は、熱帯魚屋のおばちゃん（博士の表現）に尋ねたところ、成長に伴いチューリングが予言したような模様の変化があるらしい。そこで博士は自宅でタテジマキンチャクダイの幼魚を飼い始め、チューリングの予言から半世紀近く経って、はじめて、チューリング・パターンが生き物の体表模様の変化に認められることを発見した[39]（近藤滋『波紋と螺旋とフィボナッチ』秀潤社）。その後、近藤博士は、様々な生物の体表模様にチューリング・パターンを見出している。

なるほど、生き物の身体に現れる形は、数学で記述できるらしい。しかし、その形に何かの必然性があるのだろうか。近藤博士は、たとえば巻貝の殻の形、様々なパターンがあるアンモナイトの殻の形も、その生き方に沿って必然的な説明ができることを示した。

ほぼ同じ時期、世紀が変わろうとする頃、生命現象と非生命現象の境界を吹き飛ばし、同じ物理学的な説明で生命現象と非生命現象に共通する形、その変化を記述できることを、熱力学、工学研究者であるエイドリアン・ベジャン博士が提案した。有名なコンストラクタル法則である。[40]

そのきっかけは因果めいているが、プリゴジン博士の講演だったという。河川のパターンと血管のパターーンの類似性について問われたプリゴジン博士が「それは偶然だ」と答えたのに対し、ベジャン博士は必然的な何かがある、と考えた。その答えは流れの効率性だった。川の水も血管の中の血液も流れている。物質や情報、様々な流れに対し、それを支える構造はより効率的な方向に変化する、というのだ。もちろん河川の構造を支えるのは土や石からなる大地であり、血管を支えるのは細胞や結合組織だ。しかし、構造を支えるしくみが違っていても、あるいは、その構造物の環境が異なっていても、生命も非生命も同じく、それぞれの状況で最も効率的な流れの方向へ形は変わってゆく。その結果、全く関係がない河川の形と血管の構造に類似性が現れるというのがベジャン博士の説だ（『流れとかたち』柴田裕之訳、紀伊國屋書店）。ぼくも試みに、人間の皮膚の中の神経、横浜を流れる鶴見川、クワの木の枝を並べてみよう。

ベジャン博士が軽々と生命と非生命の境界を超えられたのは、博士が「効率」が重要な工学者であったからだろうとぼくは考える。生命科学者、物理学者は、それぞれ生命現象に神秘的なものを見る傾向があるような気がする。その点、工学者は良い意味で物事を単純に考える。生命と非生命との間の相違より、効率、というまことに現実的な観点から、生命と非生命に共通する原理を見出してしまう。

ベジャン博士の説は生命の進化についても有効であると思う。収斂進化、という言葉がある。魚類であるマグロ、爬虫類である魚竜、そして哺乳類であるイルカ、それぞれ種としては離れた存在なのだが、形が似ている。これもエネルギー効率が良い方向に進化する、と考えると、より速く、長い距離を泳ぐための工学的な形状が似てくることは必然だと言え

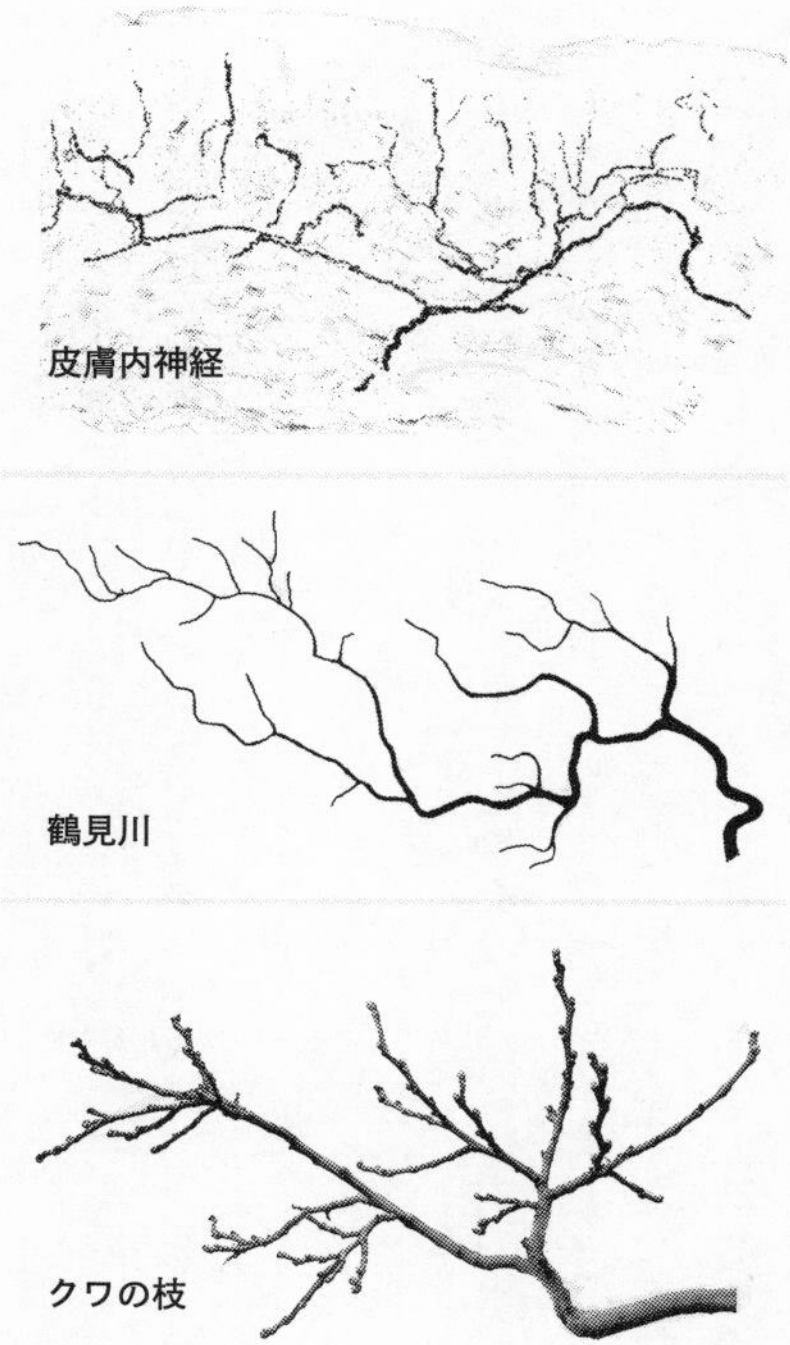

る。

ベジャン博士の興味はさらに、経済や文明に広がっていくのだが、ぼくは、エネルギーあるいは情報の流れの効率、という視点から、人間という生物の成り立ち、特に皮膚について考え直してみたいと思う。

特異な生命、人間の進化

陸上で生きる動物にとって、まず大事なことは、体内の水、それは海中で生まれた生命の名残なのだが、その流出を防ぐこと。もう一つは環境の温度変化に対して、体内の温度を約37℃に保たなければならないことだ。生きていくための体内の臓器の働き、血液などの流れ、神経を通じての情報システム、それらが水と37℃の温度を必要としているからだ。

体内の水の流出を防ぐために、陸上の動物はすべて何かしらのバリア機能を皮膚に持っている。両生類、爬虫類、鳥類、哺乳類に共通して認められるのがこれまで見てきた角層（角質層）だ。特別な環境に棲む例外を除いて、この角層は水をほとんど通さない機能を持っている。両生類ではそれが弱い。そのため、彼らは水辺から離れられない。

さらに防御を高めるためか、爬虫類はウロコ、鳥類は羽毛、哺乳類のほとんどは体毛で皮膚を覆っている。

もう一つの問題は体温調節だ。鳥類、哺乳類、最近の説では爬虫類でも恐竜の一部は、全身をめぐる血液の温度を一定に保っている。つまり恒温動物だ。それができない爬虫類は寒い地域での生息は少なく、また季節の変化が激しい場合、寒い冬は冬眠して熱の喪失を防ぐ。哺乳類にも冬眠するものがいる。

冬眠しない鳥類は渡り鳥のように生息地域を変えたり、冬場のスズメのように羽毛をふくらませたりしてやりすごす。

大変なのは暑さだ。身体を冷やす方法がない動物は、涼しい場所でじっとしているか、水浴びでもするしかない。

さて人間だ。人間には体毛が無い。皮膚はむき出しだ。それはそれで利点もあった。放熱システムとしての汗を効率よく蒸発させることができるからだ。

体毛を無くし汗をかけば暑さには対処できるが、寒さには弱くなる。衣服をまとい始めたのは、コロモジラミという衣服に棲むシラミがケジラミから分かれた11〜3万年前頃、と考えられている。[41]火の使用の始まりの時期にも諸説あるが、120万年前から安定して火を使いこなしていたという証拠はない。

体温を一定に保つこと、その観点から人間の皮膚を考えると、体毛を無くしたことには利点はあるが、直立歩行を始めた時期と体毛を無くした時期に200万年近い差があることから、それが体毛を無くした理由であるとは考えにくい。言い換えれば、エネルギーの流れを効率化する方向に進化する、というベジャン博士の説をあてはめるには無理がある。

ベジャン博士の説では、「流れ」には物質や熱、エネルギーだけではなく、情報の流れも重要であると考えられている。結論から述べれば、情報の流れの効率化を基に考えると、人間の進化は説明しやすい。

人類が体毛を無くした120万年前、脳の容積も増え始めている。情報処理、記憶の中枢、その容量が大きくなったのだ。つまり扱わなければならない情報量が増えたとしか考えられない。

前に示した収斂進化について思い出してみよう。とんでもなく遠い種に、人間に似た奴がいる。タコだ。

タコにはウロコも殻もない。皮膚はむき出しである。そしてタコの脳の神経細胞の数はネズミより多いのだ。タコの神経細胞の数は視覚領域も含めた脳で約2億。ドブネズミの脳が1億。さらに8本の触手などの末梢には3億の神経細胞があり、最近の説では、脳と独立した神経系になっているという[42]。

タコの目もよくできている。しかも「光学的」構造も人間の目と似ている。ご存知のように人間の目にはレンズ、水晶体がある。タコの目にも水晶体があるのだ。これも収斂進化だと言えるかもしれない。機能が高い一対の目があるのだ。[43]

タコよりすごい生き物もいる。コブシメなどと呼ばれるコウイカというイカだ。彼らは皮膚の色を自在に瞬間的に変えられる。そして彼らの脳の体重に対する割合はタコより大きい。[44]

どうやら、むき出しの皮膚、それも高機能を持つ皮膚、そして目、大きな脳は収斂進化のセットになっているのかもしれない。

皮膚を高機能センサー、あるいはディスプレイにすると、文字通り全身からくまなく外部情報がもたらされる。昆虫は全身がキチン質という殻で覆われていて、外部情報は目と触角などからもたらされるに過ぎない。だから小さな脳ですむ。一方、体毛を無くした人類が皮膚からもたらされる多くの情報の流れを効率よく集め、整理し、生き抜くための戦略に使いこなすには、それ相応の高い容量と機能を持つ情報処理システム、脳が要求されるのだろう。

ベジャン博士は提唱する。進化は、エネルギーと情報が効率的に流れる方向に向かう。その観点からしても人間の身体の特異な構造は、それに即した進化の結果であると言える。

人間の脳と皮膚

　これまで、人間の皮膚、とりわけ表皮が、どのように進化してきたのか、そしてその結果、どのような機能を持つに至ったのかを話してきた。１２０万年前に体毛を失った人類の祖先は、おそらく隠されていた表皮の様々な感覚を復活させた。それに伴い入力される情報の劇的な増加に対処するため、大脳が大きくなり始めた。やがて30万年前、現生人類、ホモ・サピエンス（・サピエンス）が出現した。彼らは交雑可能な亜種であるネアンデルタール人と出会い、ネアンデルタール人の遺伝子の一部は彼ら、ホモ・サピエンスの遺伝子に痕跡を残した。そして約4万年前、おそらく言語を獲得した。言語はホモ・サピエンス集団の絆を強くし、さらには経験から獲得された情報、たとえば石器、骨器などの作り方、洞窟の壁に手形を遺す方法を、世代と地域の差を超えて共有することができるようになった。

　その段階でホモ・サピエンス、人間は、40億年近い生命の歴史で、遺伝子による制約からはじめて離れて進化する生物になった。つまり人間以外の生物は、常に遺伝子情報によって身体の構造を維持し、子孫にそれを受け渡す。現在の進化論では、偶然生じた遺伝子変異の結果、たまたま生存に有利なものが生き残る。現在の生物の多様性はそのようにしてもたらされた。そこでは親が経験から得られた知識を正確に子孫に伝えることはないし、ましてや血縁関係のない他者と、その知識を共有することはありえなかった。鳥類やサルでは鳴き声や習慣を子供に学習させたり、群れの中で新しい生活手段を学習によって共有する例は多く認められる。しかし、そのような情報の共有には時間がかかる。また短時間で遠く離れた群れの間で情報を共有するのは不可能だ。

言語は、時間と距離を超えて、遺伝子から自由になって、個々の人間が経験から得られた情報——それまでの進化と同様に、生存に有利な方法、発明など——を多くの人類が短時間の間に共有することを可能にした。それは同時に人間同士の助け合い、つながり、絆を強くしただろう。

言語の誕生にも、前に話したように皮膚感覚が関わっていた可能性がある。何より言語を操るに足る機能を持った大脳は、環境にさらされた、宇宙に開放された皮膚の進化によってもたらされたのだ。

人間の進化を論ずるにあたって、脳について述べないわけにはいかない。以下、皮膚の科学に軸足を置きながら、ぼくなりの脳のイメージについて話そう。

ランダムネットワークからスケールフリーネットワークへ

前世紀の終わり頃から様々なシステムをネットワークとして解析する科学的手法が盛ん

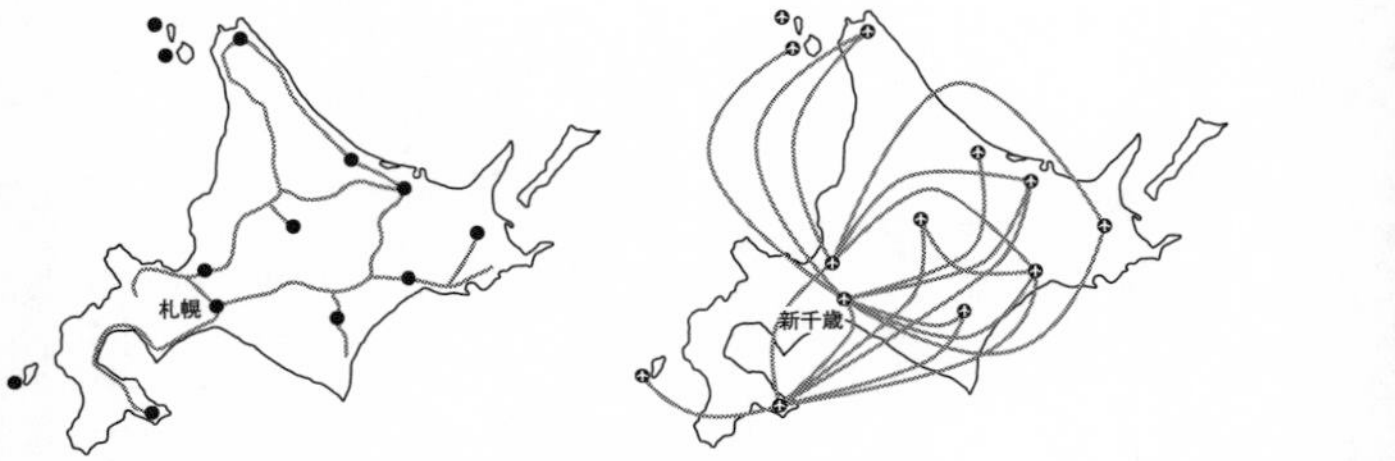

ランダムネットワーク（左）とスケールフリーネットワーク（右）

になった。基本的なネットワークに「ランダムネットワーク」と「スケールフリーネットワーク」がある。それぞれ数学的な説明があるのだけれども、ここでは実際のネットワークを例にとって書いてみたい（アルバート・ラズロ・バラバシ『ネットワーク科学』池田裕一、井上寛康、谷澤俊弘監訳、共立出版）。

ランダムネットワークはたとえば北海道の番号付き国道ネットワークのようなもの（上図）で、街をつなぐ道路が北海道全域に偏りなく、あるいはどこかの街に集中することなく広がっている。ネットワークの科学では、街をノードと呼び、ノードをつなぐ道路をリンクと呼ぶ。

たとえば会社の中の人間関係、社員一人一人がノードであり、業務上の関係がある場合、線で結べばノードとリンクからなる会社内のネットワークの図が描ける。

スケールフリーネットワークはたとえば北海道の航空路のようなものだ。ノードが空港で、航路がリンクだ。道路図と違って、新千歳（札幌）のようにリンクが集中しているノードがある。これは実際に使われている言葉だが、そういうノードをハブと呼ぶ。スケールフリーネットワークの特徴はハブが存在することだ。

スケールフリーネットワークの特徴は、ネットワーク内の情報、航空路線で言えばフライトによる移動であるが、それが速いことだ。また、不慮の事故によるダメージが小さいのも特徴だ。どこかのノード、地方空港の一つがたまたま使えなくなっても、大都市間の運航には差支えがない。

しかしスケールフリーネットワークは恣意的な攻撃には弱い。ハブを狙って攻撃されると、たとえば新千歳空港が閉鎖になると、たちまち北海道全域で地方から地方への運航が不自由になってしまう。ハブを複数つぶせば、ネットワーク全体が機能しなくなる。特に少数の巨大なハブを持つネットワークは極めてもろいと言える。

一方、ランダムネットワークの場合、遠方への移動に際して、いくつものノード、小さな街を経なければ、たどり着けない。一方で恣意的な攻撃には、スケールフリーネットワークより強いと言える。ハブがないためだ。ネットワーク全体の息の根を止めるためには、ノードを一つ一つ、しらみつぶしに破壊しなければならない。

ここで動物の身体の情報伝達システムのネットワーク構造を考えてみよう。まず神経のネットワークだ。

原始的な多細胞動物、クラゲやヒドラのような刺胞《しほう》動物の場合、その神経系はランダムネットワークに近い。ヒドラの場合、口のまわりに密度が高いネットワークが存在するが、これは小さめのハブの集まりだと考えてもいい。

脊髄の出現はランダムネットワークからスケールフリーネットワークへの大きな飛躍と言っていいだろう。脊椎動物にとって脊髄は巨大なハブであり、神経系ネットワークではすべてのノードがリンクしているとも言える。それにより全身への情報伝達、情報制御が可能になり、大きな身体と手足を持つことが可能になった。

無脊椎動物ではタコが別の戦略をとっている。タコには脊髄はないが、その脳の神経細胞の数は2億あり、ネズミの脳の1億より多い。さらに8本の脚に合計3億の神経細胞がある。最近の研究で、それらは脳から独立した系であることがわかった。つまりタコは脊髄がない代わりに、脳と脚にハブを持つ。

脊椎動物に話を戻すと、人間に至る進化の過程は、脳というハブの巨大化の過程であると言える。残酷な実験だが、脳を切除したカエルの背中に酸の刺激を与えると、後ろ足でその個所をまさぐることが知られている。カエルの場合、脳というハブが失われても、脊髄だけで異物を除去することができる。

その点、人間は脳というハブに全身を制御する情報リンクが集中してしまい、脳が破壊されれば、特別な措置がなされない場合、すぐ死に至る。スケールフリーネットワークとしても、極めて攻撃に対して弱い。攻撃者は大抵脳を狙う。

人間の消化器系は「第二の脳」と呼ばれる。脳から独立した神経系を持っているからだ。生命の維持に必要な消化器系を別のハブにしたのも、進化の過程で安全のため独立のシステムになったのだろう。

皮膚のネットワークとは

さて、全身のネットワークを考えることは、一時、休んで、皮膚について考えてみよう。皮膚では真皮に末梢神経終末があり、無髄神経と呼ばれる細い神経線維は表皮の中にまで伸びている。その点から考えると、皮膚は脊髄を介して脳にリンクしている。しかし、さらに細かく見ていくと、ケラチノサイトの集合体である表皮は、ランダムネットワーク的な側面を持つ。表皮の中ですべてのケラチノサイトは同等であり、隣り合う細胞をつなぎ、小さな物質を通過させるギャップ結合や、情報伝達物質とその受容体で相互のコミュニケーションは存在するが、ハブ的なケラチノサイトはない。つまりどこかの特別なケラチノサイトを傷つけたら、ダメージが表皮全体に大きく広がるということはない。

体表すべてを覆う表皮は攻撃に対して強靭であることが望ましい。そう考えると表皮におけるケラチノサイト同士のネットワークはランダムネットワークであろう。しかし表皮には免疫系の最前線とも言えるランゲルハンス細胞も存在し、これは全身の免疫系につながっている他、末梢神経系とのつながりも報告されている。したがって表皮が病原体などに侵された場合には免疫系、神経系のネットワークが作動して、全身に影響が拡大することを防ぐ。

皮膚は、外の世界に向けては最表層にある表皮が攻撃に強いランダムネットワークになっているが、身体の中のネットワークでは、むしろスケールフリーネットワークの中で、大きなハブになっていると言える。

様々な内臓疾患が皮膚の特定の場所に変化を及ぼすことが知られている。内臓の病変があると、身体の皮膚の一部に痛みを感じる。これは関連痛と呼ばれる。内臓と脊髄を結ぶ神経情報と、体表のある部位と脊髄とを結ぶ神経情報が脊髄で交差することで起きる。たとえば胆嚢の病変は右肩の皮膚の痛みとして現れる。心臓の異常は胸の左、そして肩甲骨の間の皮膚の痛みを引き起こす。胃の異常はみぞおちとそれに対応する背部の痛みとして現れる（山内昭雄、鮎川武二『感覚の地図帳』講談社）。

一方で、皮膚には東洋医学の鍼灸学で知られているように、ある場所、それは経穴だったり経絡だったりするのであるが、その場所への刺激が、特定の臓器、あるいは全身の循環器系、消化器系、自律神経系、免疫系に作用する。経穴、経絡の存在は、実験科学的に証明されている。たとえば、こんな報告がある。内臓の動きを観察できる超音波診断装置で、胆嚢、消化を助ける胆汁を分泌する臓器だが、それを観察しながら、胆嚢に作用する経絡上の経穴と、それ以外の経穴に鍼刺激を行なった。その結果、胆嚢に作用する経穴を刺激したときだけ、胆嚢の拡張が観察された[45]。

東洋医学、特に鍼灸の話をすると、ぼくの経験では、医師免許を持つ多くの研究者が不快そうな表情になる。逆に、物理学、工学、薬学系の著名な研究者には理解者が少なからずおられる。鍼灸の効果については、前に話したように現代医学で用いられる測定装置で確認できる。ただ、そのメカニズムがわからないだけだ。その理由は、長らく、特に表皮に感覚機能などはないとされてきたことだが、その考え方は変わった。体毛が無い人間の皮膚表面に臓器とつながる情報網があることは特に不思議ではない。臓器から皮膚への情報の流れは関連痛として現代医学でも認められている。その逆、皮膚から臓器への情報の流れが存在してもなんら不思議ではない。

その意味で、皮膚は、多くの臓器、あるいはサブネットワークとでも言うべき、神経系などとの間に複雑なリンクがあると言える。

人間の身体と外の世界とをつなぐものは、五感を担う眼、耳、鼻、舌、皮膚全体、および体性感覚に関わる筋肉、骨格だ。この中で眼、耳、鼻、舌は二つか一つのノードであり、それは脳と直接リンクしている。一方、皮膚は膨大なノードがランダムネットワークを形成したものであり、一方で脳とは脊髄を介してつながっている。

人間の進化とネットワーク

さて、人間のネットワークが進化の過程でどのように形成されたか、考えてみよう。まず比較的近いと思われる類人猿、ゴリラ、ボノボ、チンパンジー、あるいは400万年前、直立歩行を始めたアウストラロピテクスでもいい。彼らのネットワークはどのようなものだろうか。

まず、大きな違いは彼らの皮膚は体毛に覆われていることである。そのため、現生人類に比べて皮膚というノードは小さいと考えられる。一方、脳はアウストラロピテクスではその容積はチンパンジーと変わらなかったので、脳というノードも現生人類よりは小さいと思う。

この状態が劇的に変化したのは120万年前だ。

人類はアフリカで進化した。その頃、たまたま体毛の薄い先祖が生まれた。ゴリラやチンパンジーの皮膚は白い。体毛が薄い先祖がそのままで陽光まぶしいアフリカで生きていたら、強い紫外線によって炎症やガンになる危険性があっただろう。そう考えると、体毛が薄くなると同時に皮膚が黒い先祖だけが生き残れたと想像できる。120万年という数字は、皮膚を黒くするメラニン色素を作る遺伝子が確立された時期を計算して得られたのだ。

体毛を無くしたことが生存に有利だったので、体毛の少ない先祖が増え、その中でもより体毛が少ない連中が生き残り、どんどん体毛が薄くなった。これは体毛を無くして皮膚というノードを大きくしたことが生存に有利だったとも言える。

この時期から脳の容積も急に大きくなり始める。脳というノードが大きくなることも、この時期、生存に有利だったのだろう。

皮膚と脳、これらが同時期に大きな変化を示した背景には、二つのノードの間につながりがあった、と考えるべきだろう。

さて、現生人類、ホモ・サピエンスの身体ネットワークは極めて特異なもののようだ。類人猿や400万年前の祖先とも異なっている。

前にも話したが、数十万年前からぼくたちの祖先と共に、ネアンデルタール人、デニソワ人という亜種がいた。亜種というのは子孫を残しうる存在で、現在では、地域差はあるが、ネアンデルタール人、デニソワ人の遺伝子が現生人類の遺伝子に残っていることがわかっている。さらに最近の遺伝子解析では、未知の亜種がいた可能性が示唆されている。

ぼくが奇妙に思うのは、それらの亜種が多分、3万年前にはいなくなってしまったことだ。相互の間に子孫が残っていることから、ホモ・サピエンス・サピエンスが一方的に亜種を滅ぼしたわけでもなさそうだ。その理由はわからないが、現生人類と同じような身体ネットワークを持っている生物は一種類しかいないのだ。

これは、もっと不思議な、あるいは気にかかることだ。表現を変えれば、現生人類の身体ネットワークにちょっとした違いがある種、亜種ですら存在しない。これは、そのネットワークが極めて微妙なバランスの上に存在しているためだと考えている。今のネットワークのしくみしか存在しえない。もっとも今も現生人類は進化しているという説もあるので、言い換えると、これまでの進化の方向性以外の道がないということだ。亜種という小さなわき道も行き止まりになり消えてしまったのだ。たった一つのネットワークが独走しているのだ。しかも、そのネットワークを持つ一種が地球全体に広がり、その環境や、幅広い生物の分布にも、引き返せない変化を及ぼしてきたのだ。こんなことは生命の歴史の中で空前のことではないだろうか。

その果てに何があるのだろうか。前例がないから予想もできない。

言語の誕生

前に話したように、5〜4万年前から、人類は言語によるコミュニケーションを始めたのではないか、とぼくは考えている。その時期から洞窟に動物の絵や手形が描かれるようにもなった。骨で作られた彫刻も3万5000年前のものが発見されている。[46]

言うまでもないが動物の絵や彫刻、手形は、本物の動物や手ではない。動物の絵は食べられないし、手形が動いてものを摑むわけでもない。それにもかかわらず、絵や手形が描かれた背景には、人間が実体を伴わないイメージ、描かれた絵などに意味を感じるようになったことがあるとぼくは考える。洞窟絵画は、多くの場合、なかなかたどり着くことができない場所に描かれている。そんな場所へ、様々な色の絵の具、鉱物をすりつぶした顔料だろうか、それを持ち込んで、乏しい光の中で絵を描くのは大変手間がかかる。ヒマつぶしや、仲間に見せびらかそうと遊び半分で描いたとは、とても思えない。

多くの考古学者が、それら大昔の芸術には呪術的な意図があったと考えている。たとえば、描いたような獲物が手に入ることを祈るために描いた。

その段階で、人間の脳では実物の動物の存在と、その象徴である絵、それが重なり合ったのだ。実在と象徴、それは言語の始まりだ。その意味で洞窟絵画なども、ある種の言語だったと言える。

象徴で実物を示せることは、情報の伝達を飛躍的に高めたに違いない。「向こうの森に大きなマンモスがいた」ことを仲間に伝えたいとき、象徴する方法がなければ、その仲間を森まで引っぱっていき、マンモスを見せてやらなければならない。その間にマンモスは逃げてしまうかもしれない。

そのとき、地面に木の枝で絵を描いたり、あるいは前に話したように、身振り手振りで「向こう」「森」「マンモス」を仲間に伝えることができれば、急いで仲間と狩に出かけることができる。

最初の言語は、前にも話したように身振り手振りのジェスチャーだったろう。やがて、それが口の動きになっていったのではないかとぼくは想像している。哲学者のカッシーラ博士は様々な言語に共通する傾向として、遠くを示す母音はa、o、u、近くを示す母音はe、iであると言う。遠くを示す子音はd、t、g、b、pであり、近くを示すのは、m、nであると述べている（『シンボル形式の哲学〈1〉』生松敬三、木田元訳、岩波文庫）。確かに英語で「遠い」はdistant、far、であり、「近い」はnearだ。ぼくはさらにa、o、u、d、t、g、b、pを発音するときは息を前に吹きだし、e、i、m、nでは息は前に出ず、唇を閉じ気味に発音するように思う。つまり遠くを示す音は息が遠くへ、近くを示す音は息が遠くへ行かないように思う。日本語でも「とおく」は唇を丸くして息が前に出る。

「ちかく」では息は前に出ていないように感じる。その点から、最初は「とおく」「ちかく」を身振りで示していたのが、唇と息の動きになり、それが今の音声言語の始まりではないかと想像している。身振り手振りの身体運動が口の運動、皮膚感覚に置き換えられたと思うのだ。

その傍証《ぼうしょう》になるだろうか。世界各国の言語、その音の多様性が、それぞれの言語が使われてきた地域の温度、湿度に依存する、という報告がある。[47] 3700の言語について、その言語の音の多様性の違いを世界地図に重ねてみたという。声を出す声帯は、温かく湿った環境では、比較的、自由自在に使えるので、複雑な音のヴァリエーションを持つ言語が多いそうだ。アフリカ中部、中国南部からミャンマー、ニューギニアにかけては複雑な音を使った言語が多い。一方でヨーロッパから中東にかけては言語の音のヴァリエーションは限定されている。寒く乾燥した地域では、声帯が緊張したり、揺らいだりしがちなので、多様な音が使えないからだ、とその論文の研究者たちは結論づけている。言語の発音、その多様性にも、環境に接する皮膚感覚が関与していた可能性がある。

文字は記録に残るが、発声言語の化石や古文書はない。発声言語の起源、その変遷については、現在、使われている言語から想像するしかない。

鳥の研究者として知られる細川博昭氏は、人類は鳥のさえずりから歌を歌いだし、それが音声言語になった、という魅力的な仮説を示している(『鳥と人、交わりの文化誌』春秋社)。音楽が音声言語と共に現れたと考えてもいい。確実に最古の楽器とされる吹き口がついている3万5000年前のハゲワシの骨で作ったフルートがドイツの洞窟で発見されている。[48]言語の誕生と同じ時期に、音楽も誕生していたと考えられる。

ジェスチャーから音声言語に移行する段階で、鳥のさえずりを模した歌があったのかもしれない。まず、単語だけの言葉が成立した。幼児の言葉の発育を見ていても、まず単語を話す。一方で、森でさえずる鳥の声をまねて口を動かす行為があったのだろう。やがて、それらが組み合わされて、複数の単語からなる言葉が成立したというのだ。音楽も長い文章も、時間と共に変化する一連の音の流れをまとめて認識して、はじめてその感動、意味が生まれる。鳥のさえずりが歌になり長い言葉になったという仮説は真実味がある。

細川氏はバロック音楽における鳥の声の影響について記述している。さらにその後のロマン派、ベートーベンの交響曲6番「田園」の第二楽章やマーラーの交響曲1番「巨人」の第一楽章にもカッコウの鳴き声が聞こえる。歌はやがて物語とつながっていったのかもしれない。ホメロスの物語、平家物語は吟遊詩人や琵琶法師によって「歌い」つがれてきた。原初、物語も歌、音楽だった。「歌う詩人」であるボブ・ディラン氏がノーベル文学賞を受賞したのは当然だと言える。

どのような過程であったにせよ、人間は発声言語を持つようになった。そして、それは進化し続けている。

遺伝子から解放された人間たち・数学の誕生

言語による情報伝播が可能になって、人間は遺伝子や身体から解放されたとぼくは考える。遺伝子による進化の場合、個体が経験して学んだことは、子孫には伝えられない。遺伝子変異だけが伝えられる。鳥や動物の親が、さえずりや動作を子に教えることはあるが、それも一対一の訓練であり、おそらくは遺伝子に刻まれた情報による行為だろう。親が経験から学んだことを子に伝えることはないだろう。サルの群れでは、一匹が発見した行為、たとえば古くから知られている「芋洗い」などは、その動作が群れに広がることはあるらしい。しかし、それは、芋を洗っている動作を見て、それをまねる、という形で情報が広がるだけで、その情報伝播の範囲は小さい。

その点、言語による情報伝播は、その言語を共有している集団の中では、すぐ広まるだろう。また、言語の記憶能力が向上すれば、親の経験を子孫に伝えていくことも可能だろう。

人間の言語は、前に話したように、最初は実在するもの、距離などの状態、と重なっていただろう。しかし、いつの頃からか、実在しないものを表現する言語が現れてきたと考える。洞窟に動物の絵を描いていた人々がどのような想いでいたのかは想像の域を出ない。ただ、前にも話したように切実な気持ちであったのは事実だ。その気持ちの対象は動物そのものだったのかもしれない。

しかし、イスラエルで1万2000年前の、明らかにシャーマン、祈りをささげる巫女の墓だと結論づけられたものが出土している[49]。洞窟内に掘られた穴に石が敷き詰められ、様々な動物の骨などと共に、推定年齢45歳の女性の全身骨格が、座った姿勢でかがむように埋葬されていた。埋葬という行為自体が、すでに実在しないものの存在を認めている証拠だ。さらに、墓の構造や副葬品は、埋葬された女性本人の実体を超えた何かの存在、たとえば一種の神、精霊のような人知の及ばないもの、それを信じる人々がいた証拠だろう。

エジプト文明、メソポタミア文明が勃興した頃には、すでに様々な神が信仰されていた。言い換えれば、実在しない、しかし言語で語られるものの存在を、人間は信じるようになったのだ。

そして、いつ頃からだろう。言語は言語で語られる世界の中で、独自の進化を始めたようだ。最初は、古代の宇宙論のように、今のぼくたちから見れば荒唐無稽な世界の解釈に過ぎなかった。しかしながら、古代ギリシャの哲学は、今なお多くの人々の尊敬や関心を集めている。元は、その中の一つであった数学は独自の発展を遂げた。

紀元前300年頃活躍していたと考えられているアレキサンドリアの数学者ユークリッド（エウクレイデス）の幾何学は、平面の上での数学、幾何学としては正しく成立する公理、公準だ。たとえば平面の上の平行線はどこまで行っても交わらない。これはユークリッドが証明したわけではないが、平面状の三角形の3つの角の和は180度だ。ぼくが受けた教育では高校まではユークリッドの幾何学だったと思う。

それとは異なる曲面上の幾何学、これは「非ユークリッド幾何学」と呼ばれるが、それが確立されたのはユークリッドの時代から2000年を経た19世紀になって、ロシアのロバチェフスキー、ドイツのリーマンらによって提唱されてからだ。曲面の上の平行線は、どこかで交わる。曲面の上の三角形の角の和は凸面では180度より大きくなり、凹面では180度より小さくなる。リーマンが確立した幾何学は、後にアインシュタインの相対性理論につながってゆく。なにしろ重力で空間がゆがみ、光も曲がるのだ。曲面の幾何学なしでは語れなかった。

宇宙を知る脳と皮膚

人間の脳は奇妙だ。神秘的だとさえ思う。ぼくは魂のような非物質的なものの存在を受け入れない。正確に言うと、研究者としては、心身二元論ではない立場から物事を考え、論じてみる、という選択をしている。その条件の中で、どこまで様々な現象を説明することができるか、理解できるか、仮説を提案することはできるか、それを続けたい。

しかし人間の脳は難物である。

たとえば、人間は、感覚器でとらえられない現象を予言できる。

眼に見えない触れられない素粒子の存在を人間は予言してきた。日本人初のノーベル賞に輝いた湯川秀樹博士による中間子は、陽子と中性子を束ねる素粒子として予言された。[50] 地表には様々な素粒子が宇宙から飛来しているが、中間子は壊れやすく、地表に届かない。それでは高いところに行けばいい、とアンデス山脈に上って観測した研究者が、やっと中間子の存在を確認した。[51]

あるいはアインシュタイン博士の相対性理論がある。20世紀初頭に発表されたその予言では、重力で光が曲がる。[52] あるいはブラックホールなるものが宇宙に存在する。それはアインシュタイン博士の脳からはじめて出てきた話であり、それまではだれも想像だにしなかったことだ。しかし、まず1919年に起きた皆既日食の際、暗くなった太陽の上の恒星の光を観測したところ、見える場所にズレが生じていた。[53] 恒星の位置は変わらない。しかし、その光がたまたま巨大な重力を持つ太陽の上を通ったので、位置が変わって見えたのだ。さらにブラックホールに至ってはつい先年、予言から100年も経って、やっと「撮影」されたのである。[54]

量子力学の研究者、ヴォルフガング・パウリ博士はカール・ユング博士との共著で「物理学的な発見は、外部の現象と人間の内なる何かとの遭遇である」という意のことを記述している（『自然現象と心の構造』河合隼雄、村上陽一郎訳、海鳴社）。解釈しようによっては、人間の中に宇宙がある、というようにもとれる。凡百の人の発言ではない。ぼくのような化学系の人間ならだれでも知っている、スピンという量子力学上の概念の発見でノーベル賞を受賞した物理学者の見解なのだ。

以前、ぼくは、これらのことから、数学という方法論は、神が人間にもたらした通信ラインではないかと書いた。ここで言う神は、お布施をしたら現世利益をくれる、というような安っぽい神ではない。今ある世界、そこでは様々な物理学的法則が成立しているのだが、その世界を創った存在である。

ところが、その後、自分が関わった研究から、自然界の未知の出来事の予言は容易になされうる、と考えるに至った。

2010年、国立研究開発法人科学技術振興機構（JST）の数学領域研究のグラント、CRESTをいただけることになった。そこで表皮を構成する細胞ケラチノサイトの一つ一つの刺激応答、その応答の伝播の実験結果を基に表皮バリア維持機構の数理モデルを構築し、コンピュータの中に表皮を作った[55]。

人間の表皮の底部、真皮との境界はでこぼこになっている。小林康明博士らは、コンピュータの中の表皮の底部を凸凹にする実験を行なった。その結果、若い人間の表皮に認められるのと同じサイズの凸凹を設定した場合、表皮が分厚くなったのである[56]。

その結果を知ったぼくとK博士は、細胞を使って実験した。培養器の底に凸凹を作るのには費用がかかる。そこで安価に様々な凸凹を作るために、いろいろなポリエステルの布を容器の底に敷いてみた。布の糸の太さと糸同士の間隔で様々な凸凹ができる。その結果、やはり若い人間の表皮の底にある凸凹と同じ高さが50マイクロメートル、幅が100マイクロメートルの場合、最も厚い表皮ができた。さらに角層も厚く、そのバリア機能を水分蒸散量で評価したところ、それも最も高かった。人間の表皮の底が凸凹になっているのには、厚くてしっかりした表皮と角層を作るための意味があったのだ[57]。

たとえばマウスの表皮には凸凹はない。チンパンジーの表皮にも、人間の表皮に認められるような凸凹がない。おそらく体毛を失い脆弱になった皮膚の防御システムを強靭にするため、表皮の形状が進化の過程で変化したのかもしれない。コンピュータシミュレーションの結果、表皮の凸凹のサイズは、ケラチノサイトと表皮基底膜との接着の強さで決まることがわかっている。表皮の進化のポイントもケラチノサイトにあるのかもしれない。

　そんなことはだれも知らなかった。しかし、数理モデルと、スーパーコンピュータではない普通のコンピュータでシミュレーションしたら、未知の生物学的現象が予言されたの

平坦な底面の上の表皮シミュレーション

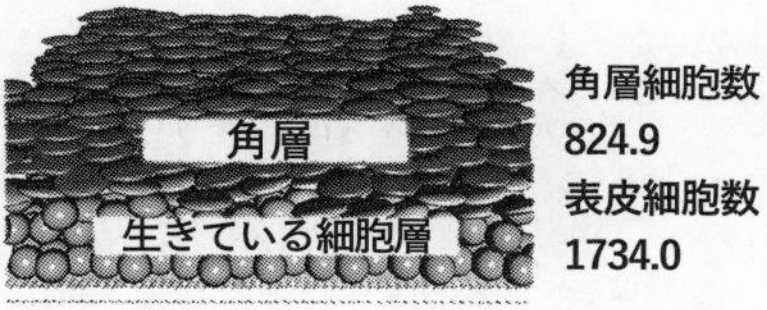

凹凸がある底面の上の表皮シミュレーション

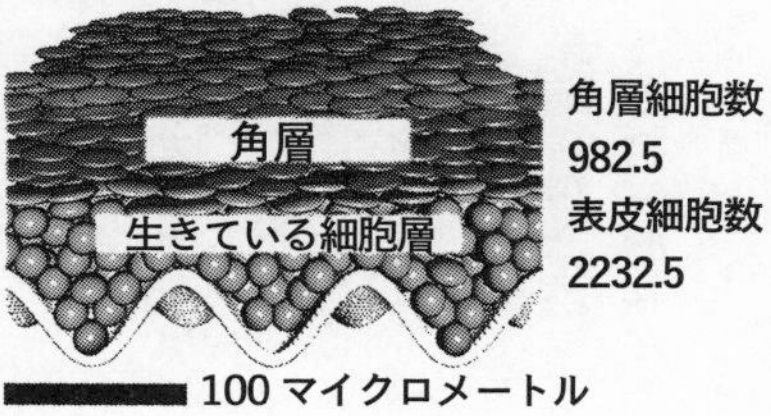

平坦な底面の上の培養表皮

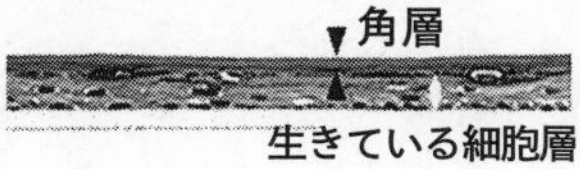

布の凹凸の上の培養表皮

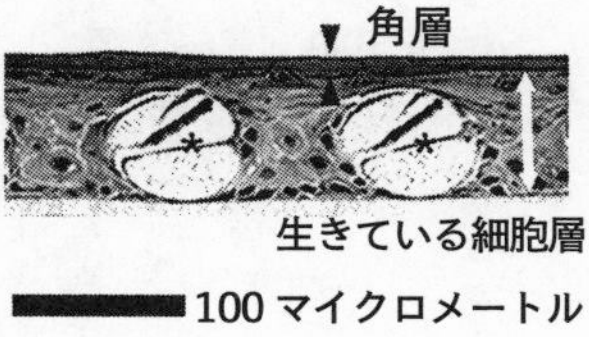

だ。
ぼくたちの論文が発表された次の年、人間とサルの皮膚の構造を比較した論文が発表された。それによれば、アフリカ、アジアに生息する旧世界ザルの表皮基底部は平坦だが、人間の基底部には凹凸がある。そして凹凸があるために人間の表皮は旧世界ザルより厚い。これが体毛を無くした人間の皮膚の強度に貢献しているという。コンピュータでの数理モデルの結果は人間の皮膚の進化の要点も示唆していた。[58]

この研究の結果は、ぼくに様々な思いを残した。最も大きなことは、数理モデルとシミュレーションによって、未知の生命現象が予言されたことだ。

ぼくは心身二元論、つまり物質的存在である脳などの他に、魂、霊魂といった非物質的存在があるという考えを認めずに、どこまで自然現象が説明できるのか、挑戦したいと考えている。そのぼくにとって、前述の数学の予言性は、神秘的なものだった。

しかし、自らが関わった研究で、数理モデルとコンピュータシミュレーションが、より優れた培養表皮の構築方法を予言し、それを実験で確認できたことから、数学的方法論とシミュレーションが未知の物理現象を予言することは不思議ではないと考えるに至った。

素粒子や相対性理論に比べれば、「培養表皮の作り方の予言」は、まことに下世話なことではあるが、未知の現象が予言された、ということにおいて、それらは等価であるとぼくは考える。スーパーコンピュータなどではない汎用性コンピュータでもそれが可能なのだ。そうだとしたら、はるかに優れたシミュレーション能力があるであろう人間の脳が、未知の物理現象を予言することは、さして不思議なことではないと思ったのである。

未だにその機能や構造が複雑でわからない脳というシステムが、途方もない予言をしても驚くにはあたらないのではないか。それは、いわゆる直感というもの、その本質ではないだろうかと思う。アインシュタイン博士は相対性理論について、まずイメージが現れ、その後、それを数式で表現する努力をしたという。現代の電力の基礎、交流発電システムや、無線操縦システムを発明したニコラ・テスラ博士は、まずそれらの完成品のイメージが脳裏に立ち現れたという。

予言する脳

さて、では素粒子や宇宙の成り立ちに関する脳の予言はどのようにしてなされたのだろうか。ぼくはここでも表皮が重要な役割を果たしたのではないかと考えている。

素粒子のあるものは宇宙線として地上に飛来している。それが皮膚に衝突した場合、電磁気学的な現象が起きるだろう。表皮が様々な物理学的、化学的な現象を感知しうることが明らかになったのは、今世紀になってからのことだ。ひょっとしたら重力波のような、巨大な設備でやっと観測できるようになった現象も、表皮は感知しているのかもしれない。

また、様々な環境からの刺激を受けた後、表皮の中では様々な生化学的変化が起きるのだが、それらの根源にあるものは量子力学的なレベルの現象、たとえばトンネル効果のような物理現象だ。そのような現象も表皮は感知し、そのあるものが脳に送られ、シミュレーションが行なわれているのではないか。

人類が言語を持ち、文字を使うようになった。それからは、世代を超えて様々な知識、あるいは仮説が提案されてきた。仮説は実験や観測で検証される。そこで仮説が成立しない場合、別の仮説が示され、検証される。そういう歴史を経て、現代物理学が存在するのではないだろうか。


物理学の発展が現在の人類の繁栄に寄与したことは言うまでもない。しかし技術は常に諸刃の剣としての性格を持ち、核兵器など、人類の存亡を危うくするものも、やはりその成果だ。

しかし、進化論に戻れば、現生人類を、その文明と共に創り上げた解剖学的因子は、環境にさらされた皮膚（表皮）と、それに伴い大きくなった大脳、その二つの情報処理システムであると言えよう。

ただ、この解剖学的特徴は、極めて微妙なバランスの上に成立しているとも考えられる。人類と正反対の戦略をとって進化したのが昆虫だろう。彼らは全身の皮膚を殻で覆い、その脳を構成する神経細胞の数は１００万ほどに過ぎない。しかし中南米のハキリアリは集めた葉を使って食用の菌類を育てる、つまり農業を行なっている。ミツバチが複雑な位置情報などを仲間に伝えることは古くから知られている。トンボは飛んでいる獲物が次の瞬間、どこにいるかのシミュレーションを瞬時に行なう。昆虫は４億年前に現れ、１００万を超えると言われる数の種がある。皮膚感覚を制限し、脳を軽量化する、という戦略は成功したと言えよう。

一方、現存する人類は一種だけである。数万年前まで存在した亜種もすべて滅んでしまった。これは皮膚を環境にさらし、脳を大きくするという戦略の難しさを示している。環境にさらされた皮膚は、当然、外部からの攻撃に弱い。また大きな脳は膨大なエネルギーを消費する。さらに複雑になった脳は壊れやすい。脳の異常で生存の危機に瀕したり、苦しい生活をする人の多さを考えると、その戦略は危うい。たった一種の解剖学的形態を有する動物としてしか存在できないのだ。

意識が現れた

ぼくが定義する生物は、環境と身体を隔てる境界、広い意味での皮膚を持つものだ。単細胞生物、たとえばゾウリムシの皮膚は細胞膜であり、樹木の皮膚は樹皮だ。遺伝子がむき出しのウイルスは生物だとはみなさない。世界の中で皮膚によって環境から切り離された空間で、時間が経ってもその空間の中の動きと皮膚を保ち続けるのが生物だ。

前にも書いたが、熱力学的には、単なる境界で隔てられた空間の中では、秩序は崩れることはあっても、維持され続けること、新たな秩序が現れることはない。言い換えれば境界の中のエントロピーは増大する。しかし生物の場合、生きている限り、境界の中の秩序は保たれ、単細胞生物の場合は分裂したり、多細胞生物の場合は新しい世代を生み出して、時を超えて存在し続ける。

さらに新しい世代を生み出す過程で、様々な異なる形、生き方を持つ生物が現れた。進化だ。その進化の過程で、意識が生まれた。

人間の場合、意識は意識したときにしか現れない認識である。あるいは意識というものがあると信じている。大脳生理学者は、意識は脳と、身体の様々な感覚器からもたらされる情報との相互作用で生まれると考えている。そこでは過去の記憶、意識的な記憶もあれば、無意識の領域に隠れていた記憶もあるが、その記憶も意識の構築に寄与している。

人間の意識はフィクションなのだ。視覚、聴覚、嗅覚、味覚、触覚などの体性感覚、そして過去の記憶をもとに、過去の自分と今の自分、そして未来の自分が同一の存在である、とするフィクションだ。

物質として身体を考えれば、過去の自分と今の自分、未来の自分は別の存在である。言うまでもないが、環境から栄養源を取り込み排出して存在する生物は常に、その構成物質が入れ替わっている。さらに人間の意識、言い換えれば、世界に対する自分の見方や考え方は、様々な経験から変化し続けるものだ。だから自分は自分であるという意識は、生きている瞬間ごとに作られるフィクションである。

では、進化の過程でいつ意識は現れたのだろう。人間は他の生物や現象を擬人的に見る傾向がある。そのため、たとえばゾウリムシが、障害物を避け、生きるのに適さない高温環境を避けたりするのを見ると意識があるように思う。あるいは成長期のヒマワリの葉が太陽を追うように動くのを見ると、ヒマワリにも意識があると想像する。しかし、彼らに過去の経験から未来へ対処する能力があるようには見えない。

そう考えると、学習能力の出現が意識の始まりかもしれない。アメフラシを使って記憶のメカニズムが解明された。ではアメフラシには意識はあるだろうか。おそらくはない、とぼくは考える。前に述べたように、人間の意識は感覚器からの情報と脳との相互作用から作り出される。アメフラシには全身からの情報を集積し、そこから未来に向けた新しい行動パターンを生み出すほどの中枢神経、脳と言えるほどのシステムはない。

身近なペット、犬や猫には意識はありそうだ。飼い主を見分けるし、猫は自分につけられた名前を覚えている。ただ、彼らの意識がどのようなものなのかは想像できない。愛犬家、愛猫家の方々には叱られそうだが、ぼくは、彼らの意識は人間の意識に比べて簡単なもの、あるいは「意識」という認識はないだろうと想像する。

前に述べたように、人間の脳は、環境にさらされた皮膚と連携しながら大きくなってきた。犬や猫、あるいはゴリラやチンパンジーでも、環境とのインターフェイスとしての皮膚の構造は人間と大きく違う。めまぐるしく変わる環境の変化、その情報を膨大にもたらす皮膚と、その情報を記憶し組み換え、それまでの人類が感覚機構で感知することができなかった現象まで予言しうる脳、それらを併せ持つ人間の意識は、他の生物に比べて極めて特異なものだと考える。

一方でSFの世界では、インターネットのシステムに人間の意識を収納したりする。インターネット、電脳空間とも言うようだが、その中でのみ存在する人格、といったアイデアをよく見かける。確かに、ある個人の「感覚」や簡単なレベルの「意識」を電気信号に変換し、別の人間の脳に転送する、という実験がなされているので、将来、個人の脳の中の意識、ぼくに言わせれば、それは神経細胞の集まりである脳の中の時空間的な電気化学現象なのだが、それを他人と共有したり、外部に保存することが可能になるかもしれない。

しかしぼくは、電脳空間に個人の意識が完全に移行されることは絶対にないと考えている。なぜなら、電脳空間には皮膚がないからだ。絶え間なく膨大な環境情報を感知し脳に送る皮膚という装置があって、個人の意識が作られる。だから個人の意識も絶え間なく変化する。見方を変えれば、個人の意識は個人の皮膚によって個人の身体に付属させられている。個人の意識は皮膚から離れられない。それが人類の進化の結末である。

情報科学の発展はすさまじい勢いで進んでいるし、今は想像できない工学が次々に出現するだろう。しかし皮膚は、場合によっては、それを妨げる存在になるかもしれない。

企業や国家が人間の身体の比喩で語られる場合がある。ぼく自身、以前、脳は取締役会、皮膚は営業の最前線で顧客という外部に接する人たち、と書いたことがある。国家の場合には国境が皮膚だろう。外部からの人間や物の出入りには、何かしら制限がある。民主主義という政治形態も、有権者を国籍で囲い込む見えない皮膚で覆われたシステムだ。インターネットの発展は、企業や国家の「皮膚」を一時的に消滅させることを可能にしてきた。かつてぶ厚い皮膚で覆われた特異な社会の中で非人道的な事件があっても、その全容が明らかにならない場合が多かった。しかし、今では少数者の叫びが国境を越えて世界で共有されうるようになりつつある。暴力を統治手段にする権力者にとっては、インターネットは脅威だろう。そういう観点からすれば、人間社会にある様々な組織の「皮膚」は消えてゆく運命にあるのかもしれない。

そのときに残るのは個人の皮膚である。人類は言語を持つようになり、文字を発明した。その結果、文明が萌芽し、次第にその規模は大きくなり、システムは精緻なものになってきた。その一方でシステムを維持するための権力者にとっての「皮膚」が個人を抑圧するほどに巨大になってきたのだが、外に向かって開かれない「皮膚」の中のシステムは滅びる運命にあるのだ。前世紀、いくつもの異様な社会が現れては崩壊したのが、それを物語っている。そして今、社会組織の皮膚は弱くなってきた。人類は原初の状態に戻るのかもしれない。

意識はなぜ、どのようにしてできたのか

意識について、さらに考えてみる。意識については哲学者や心理学者、精神医学者、脳科学者、物理学者までが様々な意見を述べている。それらの整理は、ここでの目的ではない。あくまで、ぼくの考えを基準にする。もう一つ、前提を設けたい。こころとか魂とか神の意思というような、現代の物理学の範疇に収まらないもの、物質と、それが起こす現

象に結びつけられないものは、考えから排除する。たちまち反論が出るかもしれないが、これは、ぼくの試み、あるいは思考実験だ。非物質的なこころや魂の存在を否定するのではない。そうではなくて、そういうものを除外して、どこまで意識というもの、あるいは現象を説明できるか、その挑戦だ。

意識は、注釈がない場合、個人の、あるいは語り手の現象だ。国の意識、会社の意識、という表現もありうる。しかし、それらは、その構成員の全体、あるいは一部の、個人の意識の反映である。あなたの意識、彼女の彼らの意識、も、もちろんある。しかし意識が個人的なものであるとすれば、ぼくが語りうる意識はぼくの意識だ。

ぼくは今、朝の9時、椅子に座って目の前のパソコンのキーボードを、ゆっくりゆっくり叩いている。と、いう文章を書くにあたって、ぼくは、パソコンの右下に表示される時刻を眺め、立っているのでもなく寝転んでいるのでもなく座っていて、目の前にあるのはテレビでもなく本でもなくパソコンで、叩いている、というより、ゆっくり指で押しているのはキーボードという文章を書くための入力装置である、それらを瞬時に確認したのち、その状態を示す言葉の並び方を考えながら、キーボードを不器用に押している。

この右のパラグラフは「ぼくは今何をしているのか意識してみよう」と意識した結果だ。普通、パソコンで文章をつづるとき、常に「今、指で押しているのはパソコンという機具のキーボードという装置である」などと考えはしない、意識はしない。

つまり、ぼくが今何をしているかという意識は、ぼくは今何をしているのか意識しようとしたときにだけ現れる。意識は意識しようとしたときにだけ現れる。

さて、ではその意識はどのようにしてできたか。

椅子に座っていることは、自分がどういう姿勢になっているか、という注意、意識の対象への集中から知らされる。これを体性感覚という。おしりが何かの上に乗っているという皮膚感覚も、それを支持している。時間やパソコンやキーボードは眼で見て、判断している。ただ、それはこれまでにぼくがパソコンで文章を書いた経験があるから、それがわかるので、パソコンもワープロも、電卓さえなかった小学生のぼくが、今、ここにいたら、自分の目の前にあるものが何であるのか、わからない、つまり過去の経験も意識に必要だ。

意識しようとしたとき、視覚、体性感覚、触覚、場合によっては聴覚、嗅覚、味覚という感覚と、脳の中の記憶とが統合されて「今のぼく」という意識が立ち現れる。脳がそれらの情報と記憶を瞬時に編集して創作する。意識はフィクションなのだ。

意識はフィクションだと言うと、そんなことはあるまい、という、ぼくに言わせれば感情的な反論がある。では意識は常に現実だろうか。

ごく一般的になったヴァーチャルリアリティを思い出せばいい。ちょっとした仕掛けで現実ではない意識は易々と作られる。

では、意識はなぜあるのか。これもぼく個人について考えてみる。他人や、あるいは犬や猫、山椒の木やゾウリムシにも意識はあるかもしれないが、その詳細については想像するだけで、少なくとも現代科学では知りようがない。

ぼくの意識が、ある瞬間、現れるということは、ぼく、という個人の自己が現れることでもある。ぼくという一人の人間がいる。過去の記憶がある。その中のぼくは、やはりぼくだ。今のぼくの状態がある。そして明日の、来年のぼくも（多分）いる。過去から未来への時間の中に同じぼくがいる。しかし、それはフィクションだ。経験によって、ぼくは変わる。昨日のぼく、去年のぼく、40年前のぼくは同じではない。すきなもの、きらいなもの、すべてが変わっている。

しかし、敢えて変わってきて、これからも変わるぼくを同じ人間と設定することで、過去の経験を未来に役立てることができる。進化心理学者のニコラス・ハンフリー博士は、それが人間の意識がうまれた理由だという。そのために学び予測し生存する力を持ったという（『喪失と獲得：進化心理学から見た心と体』垂水雄二訳、紀伊國屋書店）。

無意識と皮膚

前節で話した「意識」だが、それを特別なものだと考える哲学者、思想家は長らくいなかったように思う。とにかく人間の知覚、判断、考察など、脳が関わる現象をまとめて「意識」だと暗黙の裡に定義されていたとぼくは考える。その「意識」の存在を真剣に考えざるをえなくなったのは、フロイトが無意識の存在を科学的課題として表明してからだろう。

フロイト以前、無意識は、もっぱら文学作品の中で描かれてきた。個々の人間は残虐な行為を生理的に嫌悪するのが普通である。何の恨みもない他人に危害を加えることには、大抵の人が躊躇する。これは人間の遺伝子に刻まれた特質だとぼくは考える。そうでなければ人類の祖先は、互いに助け合いながら集団生活することなどできなかっただろう。しかし、たとえばドストエフスキーの小説には、そんな理屈では説明できない不可解な人物が描かれている。「罪と罰」に登場する、金に飽かせて弱い立場の女性を冒瀆し続けながら、ドゥーニャという女性に求婚を拒まれて自殺するスヴィドリガイロフという貴族。「悪霊」に登場するニコライ・スタヴローギンは美貌と知力に恵まれた青年なのだが、厭《いと》わしい言動、突発的な暴力、自暴自棄な行動を繰り返し、やはり自死する。[59]

人間には生まれつき助け合う性質があるという心理学的な報告がある。一個のボールが置いてあり、二人の子供がいて、その共同作業で、どちらかの子供がボールを獲得できる仕掛けになっている。争っていては、どちらもボールは得られない。この実験の結果、5歳児だと全員、代わりばんこにボールを得るため協力する。3歳半でも65％の子供が協力をした。チンパンジーでは協力は見られなかった。人間は、おそらく生得的な知能として、自分が我慢して相手を援《たす》ければ、それによって自分も利益を得られる。そういう本能を持っている。おそらく、それが集団生活を始める基礎になったのだろう。

しかしながら、人間は集団になると殺人などに躊躇しなくなることは、20世紀に起きた様々な災禍でぼくらは思い知っている。前に引用した「悪霊」では、ちっぽけな思想組織の中ですら、生来の倫理観が麻痺することが描かれていて、20世紀以降の人類がしでかした悪夢の数々を予言している。それらは当初は無意識から生まれたものだったが、たとえば偏狭な思想が言語化されると、人間の集団は暴走を始める。ナチスや文化大革命の際の残虐行為、近くはオウム真理教の事件など、内容空疎な言葉で語られた物語がきっかけになっている。さらに言えば集団により正当化され言語化された意識というフィクションこそが、近代、現代の歴史の中で災厄をもたらしたように感じる。そう考えると、むしろ、意識化されない脳の活動、つまり無意識の方が人間本来のありようを示している。フロイトやユングが無意識の重要性を語り、アンドレ・ブルトンが芸術における無意識の意義を唱えたのも納得できる。

意識というフィクションの編集能力を失ったらしい女性の物語がある。古井由吉の芥川賞受賞作「杳子《ようこ》」（『杳子・妻隠《つまごみ》』新潮文庫所収）だ。

主人公の杳子は、知性はむしろ優れているようだが、意識を構築するための編集能力を失っている。語り手、と言うべき「彼」は喫茶店で杳子と待ち合わせをする。先に着いた彼は杳子を待っていた。喫茶店の名前はカタカナ3文字で、入口のドアに大きく書かれている。やがて杳子が現れた。その3文字をしばらく眺める。と、そのまま去っていってしまった。慌てた「彼」は喫茶店を出て、人の流れの中に杳子を探す。入口まで来て、なぜ入らなかったのかととがめる「彼」に杳子は答える。

「近くから見つめたから、わからなくなったのよ。字がただの字になってしまって、三つの字をまとめて名前を読み取るのは、容易なことじゃなかったわ」

あるいは杳子は着替えもせず、自分の部屋に閉じこもってしまう。杳子の姉は「彼」に杳子が入院するよう、説得を依頼する。

「姉さんが、病院に行くよう君を説得してくれって言ってたよ」

「あなたが行けって言えば、今すぐにでも行くわよ」

「病院に行ってどうなるの」

「健康になるのよ」

「健康になるって、どういうこと」

「まわりの人を安心させるってことよ」

この会話を見ても、杏子の知性がそこなわれていないどころか、自他を客観視できることが示されている。さらに杏子は言う。

「あなたは健康な人だから、健康な暮らしの凄さが、ほんとうにはわからないのよ」

この言葉は、ぼくには、鋭敏な感覚を持つがゆえ、周囲にあふれて押し寄せる情報と緻密な記憶の集積のため、大きくなった過去のため、意識というフィクションを作れなくなった人間の苦しみだと感じられる。

一方で、フィクションを作らないがゆえに、「健康な人」には感じられない物事の奥底にある何事かを、杏子は見出せる。杏子と「彼」は物語の冒頭で、山の中の深い谷底で出会う。そのときのことを、後になって杏子は語る。

「谷底って、高さの感じが集まるところではないかしら。高さの感じがひとつひとつの岩の中にまでこもっていて、入ってくる人間に敵意を持っているみたいな……」

「彼」は、谷底の気味悪さを端的に言いあらわされた、と感じる。ぼくも同じ感想だ。

「谷」という言葉で標識され、その標識がもたらす意識、あるいは常識と言った方がいいか、それだけを信じていては、決して得られない「感覚」だ。

杏子との関係で「彼」は皮膚感覚をその絆だと感じる。「肌の感覚を澄ませていると、彼は杏子の病んだ感覚への一本の線となってつながっていくような気がすることがあった。道の途中で立ちつくす杏子の孤独と恍惚を、彼はつかのま感じ当てたように思う」

杏子はこんなことも言う。

「あたしはいつも境い目にいて、薄い膜みたいに顫《ふる》えて、それで生きていることを感じているの」

杏子は、意識というフィクションを使って世界を認識するのではなく、自らの身体と世界との境界である皮膚を通じて、「彼」や世界とつながっているのだ。

皮膚と記憶

多くの芸術家や科学者が、その創造に際して重要なのは言葉で語られる意識ではなく、意識になる前の何か、ありふれた表現だと直感の大切さを述べている。それでは、その直感はどこから、どのようにもたらされるのだろうか。

前の節で、素粒子から宇宙の成り立ちまで、様々な物理現象における法則が、世界にさらされた皮膚と脳との相互作用で説明できるのではないか、という仮説を挙げた。その基礎になる科学的な事実として、特に表皮が持つ、様々な環境因子に対する感覚の存在を示した。

それ以外に、皮膚の感覚が人間の創造に関わるという証拠はあるだろうか。

マルセル・プルーストの長い小説『失われた時を求めて』（吉川一義訳、岩波文庫）。400字詰原稿用紙で1万枚と言われるこの小説は、ごく一部を除いて、すべて一人称、語り手の「私」の経験と意識の移ろいが書かれている。ぼくのこの本は原稿用紙300枚ほどだ。大変長い小説であることがわかっていただけると思う。

その価値を実感するには、面倒でも全巻読むことをお勧めするけど、ここでは敢えてぼくなりに短く内容を書いてみる。

七篇からなる小説の六篇までは、「私」の幼少期から青春期、第一次世界大戦を経た壮年期までの記憶が詳細に語られる。少年時代、別荘地での思い出。思春期、海辺のリゾートでの恋。恋人と結ばれ、やがて恋人の死によって終わる記憶。パリの晩餐会でのブルジョワや貴族のとりとめのない会話などが詳細に描写される。

最終部、第七篇で「私」は圧倒的な啓示を受ける。

「時間の秩序から抜けだした一瞬の時が、これまた時間の秩序から抜けだした人間をわれわれのうちに再創造し、そのエッセンスを感知させてくれるのだ。そうであれば、この人間が自分の感じた歓びを信じるのも理解できる。時間の埒外にある人間であれば、未来のなにを怖れることがあろう?」

「真の人生、ついに発見され解明された人生、それゆえに本当に生きたと言える唯一の人生、それが文学である」

「われわれは芸術によってのみ自分自身の外に出ることができ、この世界を他人がどのように見ているかを知ることができる」

「新たな光が私のうちに射してきた。その光は芸術作品こそが失われた『時』を見出すための唯一の手段であることを気づかせてくれた光のように目覚ましいものではなかったが、その光のおかげで私は、文学作品の素材はことごとく私の過去の人生にあることを悟った」


さて、この「私」の意識をもたらす「失われた時」への覚醒には、三つのきっかけがある。有名なのは「ハーブティーに浸したマドレーヌの味」だ。小説の最初の方で登場するため、多くの人が知っている。少年時代を過ごした別荘地での記憶がすみずみまでよみががえる。

しかし、もう二つのエピソードは皮膚感覚なのだ。

パーティーの帰り、不ぞろいな敷石を踏む。その瞬間、ヴェネツィアのサン・マルコ洗礼堂で、やはり不ぞろいなタイルを踏んだときの記憶が現れ、ヴェネツィアに滞在した際の光景が生き生きとして立ち現れる。

「もう一つは、海辺のリゾートでの記憶だ。ここで「私」の恋愛が始まるのだが、ホテルで身体を拭くタオルの糊がききすぎていた。その記憶は「私」のこころの奥底に眠っていたのだが、パリの貴族の晩餐会で提供されたナプキンがやはり糊のため固かった。そこから海辺で過ごしたときが「外的知覚につきまとう不完全なものをとり払われ、現実を離れた純粋なものとなって私の胸を歓喜でいっぱいに膨らませたのである」（前出）。

これらの「私」の経験は、皮膚感覚が、人間の無意識の奥底に潜んでいた「純粋な」記憶を見出す重要な役割を担うことを示している。そしてプルーストは一人の人間にとって、最も貴重なものは、そのようにして「失われた時」からよみがえった記憶であり、そしてそれが文学、芸術の本質であるとする。

皮膚感覚は、なぜ無意識をよみがえらせることができるのだろうか。

触覚から逃れられない人間

ぼくは、人間の感覚の中で、嗅覚、体性感覚、そして皮膚感覚については言語で語りえないからではないかと考えている。人間の意識は言語と強く結びついている。人間の意識は常に言語で表現ができ、言語で表現しうることが意識だと考える。ヴィトゲンシュタインによる哲学の定義がそれにかさなる。

「哲学は、語りうるものを明晰に表現することによって、語りえぬものを示唆するにいたる」

「およそ考えうるものは、ことごとく明晰に考えうる。いい表しうるものは、ことごとく明晰にいい表しうる」（『論理哲学論考』藤本隆志・坂井秀寿訳、法政大学出版局）

視覚情報、聴覚情報、味覚情報は言語で語れる。嗅覚、触覚（体性感覚）を言語で語るのは難しい。どこかで出会った見知らぬ人について、語ることを想定してみる。

「その男は私より10センチほど背が高く、私より痩せていた。面長の顔に縁なしの眼鏡をかけ、紺色のスーツを着ていた」「彼は、私に『君はどこから来たのか』と低い声で尋ねた」「彼は私にキャンディーをくれた。口に含むと甘酸っぱい味がした」

しかし、たとえばその人物の体臭については「タバコの臭いがした」「カビ臭い体臭だった」などと、「たとえ」を引用しないと具体的な表現が困難である。そして、その人物と握手したときの感触も「紙やすりのようにざらざらした手だった」「ふわふわとマシュマロのようにやわらかかった」などと語らざるをえない。

一方で、特に触覚には、それをもたらす相手と自分との人間関係、さらに言えば、自分の経験が大きく影響する。ぼくは不自由なことにヘテロセクシャルな男性だ。視覚的には、怒りをあらわにした大男、魅力的な女性、それぞれが、触覚的には、同じ体温、同じ圧力、同じ摩擦係数でぼくの手に触れても、ぼくの感情は大きく異なる。しかし彼らが赤いシャツを着ていれば、どちらも赤く見え、88鍵のピアノの右端の鍵を叩けば、ぼくに絶対音感があれば、4・2キロヘルツの音が聞こえる。

視聴覚情報に比べて、触覚は、その個人の個性、意識、無意識双方の経験からもたらされた記憶、それらと強く結びついている。そのため、視聴覚情報から意識というフィクションを構築できない杳子は、触覚で世界とつながろうとする。プルーストは、それこそが時の流れを超えて、人生の意義、価値ある芸術を生み出すと主張した。

意識は、環境から外からの情報を編集して作られる。その編集のしくみは、時代や文化の背景によって異なってくる。触覚は個人の歴史と強く結びついているが、一方で意識というフィクションを作るしくみからは自由なのではないか。そのため、触覚をきっかけにして感じられる世界、たちあらわれる無意識は、ときには人間の、あるいは場合によっては生きとし生けるものに共通する世界のなりたちを、ぼくたちに示すのではないだろうか。

人間は、眼で見た方が正確な情報を獲得できるのにもかかわらず、触覚による情報の方を信頼する、という興味深い研究結果が報告された[60]。

カードの上に、プラスチックでTの字をさかさまにしたパターンが浮き出している。水平の部分の長さは3センチ。垂直方向の部分の長さがいろいろある。被検者は、これを指で触る。目で見る。そして水平の線より垂直の線が長いか短いか答えさせる。そして、それぞれの答えに自信があるかどうか、7段階の数字で答えさせる。1が自信なし。7が自信最高。

実験の結果、線の長さの正しさでは眼で見た方が上だった。ところが被検者は触って判断した答えの方に自信を持っていた。

人間は進化の過程で、視覚による情報感知能力の精度を上げてきた。しかし、情報の信頼性という点では触覚の方を信頼しているのだ。目の前に何か、興味を惹くものがある。ふと、手を伸ばして触りたくなるという人間の習性は、未だに人間が世界を知ろうとするとき、触覚に重きを置いている。触覚から逃れられないことを示している。人間のこころの起源が、全身の皮膚を世界にさらしたという事実であるということは、未だにぼくたちの判断にまで影響を残しているのだ。

このことは、体毛を無くした人類の祖先から、正確な情報を把握するために、まず触って確かめてきた名残だと思う。視聴覚による情報伝達、情報処理が劇的な進歩を遂げた現在でもなお、人間は、視たことよりも触ったことに確かさを感じるのだ。言い換えれば人間は、触覚を信頼しているのだ。

情報工学が発展し、特にこの四半世紀の間に現れたインターネットの技術は、驚くべき勢いで世界中に広がっている。日本でも、今やインターネットなしでは生活に不自由するぐらいになっている。現在のインターネットで伝えられるのは視聴覚情報だけだ。近代史の中で、言葉で語られる「意識」が重要視されてきた結果だろう。視聴覚情報が電気的なシグナルに変換しやすいのも、その理由の一つだ。

しかしながら、ぼくたちは、おそらく、体毛を失ってからの120万年の歴史のために、未だに触覚から逃れられないのだ。

さいごに

生命は、まず細胞膜という「皮膚」があって生まれた。やがて、いくつもの細胞が集まり、多細胞動物が現れた。その最初の組織は表皮だった。最も原始的な感覚と神経系を持つ動物はクラゲのような生き物だったろう。その感覚器は身体の表面、表皮にあった。人間の表皮を構築する基礎となる遺伝子は、その当時、およそ7億年前に出来上がっていた。

5億年前に現れた脊椎動物の中のあるものたちが、身体の中の水の蒸発を防ぐ角層を発達させ、陸で生きるようになった。それらのあるものはウロコで身を覆い、あるいは羽毛、体毛で皮膚を保護した。

体毛で覆われた哺乳類の中から樹上生活を送る霊長類、サルが現れた。やがて平たい顔に両眼がならび、さらには顔の毛が無くなった。

やがて、木から下りて二本足で地上を歩く種が現れた。そして120万年前、体毛を失ったものが現れた。彼らは森や草原を吹く風に皮膚を直接さらし、古い時代の生き物が持っていた、光や音、さらには宇宙からのメッセージまで感じる皮膚の感覚を取り戻した。世界から宇宙からもたらされる膨大な情報から、新しい生き方を創造するために大きな脳を持つようになった。

そして、その中から一種類の生き物だけが生き残った。彼らは精巧な道具を持ち、言葉という時間と空間を超えうる情報伝達手段を獲得した。やがて彼らは複雑な構造を持つ社会を構成するようになり、生存のために環境を変えることを始めた。そして言葉は宇宙を知る方法に発展した。

ぼくは、先進国と呼ばれる国の都会で40年以上、生活してきた。特に今世紀になってからは、のんびり森の中を歩いたりすることもなく、コンクリートとアスファルトでできた街、アルミサッシの気密性の高い職場や家でエアーコンディショナーのおかげで夏の暑さ、冬の寒さから逃れて過ごしてきた。それが当たり前になっていた。

芸能山城組の主宰、山城祥二こと、音の研究者、大橋力博士は、人間はかつて耳には聴こえない超高周波音に囲まれて生きてきたと語られている。その高周波音は、森の樹々の葉擦れ、小川のせせらぎ、虫の声に含まれていて、耳ではなく身体の表面で感じているらしい。その音は脳に作用し、ストレスを軽減し、こころを穏やかにし、免疫系を活性化するという（大橋力『ハイパーソニック・エフェクト』岩波書店）。

過日、本田学博士（国立精神・神経医療センター）、仁科エミ博士（放送大学）のご案内で大橋先生の研究室にお邪魔する機会があった。そこでボルネオの密林で録音された虫の声などの超高周波音を含む音を聴かせていただいた。その効果のすごさを感じたのは、しばらくその音に満たされていた後、音が止まった瞬間だった。突然、四方の壁、天井が自分に押し寄せてきたような激しい圧迫感に襲われた。恐怖に近い感覚だった。

「今、音がない状態が、現在、私たちが生活している状態です」と本田博士が語られた。都市生活の中では超高周波音が皆無なのだ。実は、都市に住んでいるぼくたちは音の環境という観点から考えると、常時、ストレスを受ける環境にいるのだ。そのことを、身をもって感じた貴重な体験だった。本田博士は、神経科学の研究者として、超高周波音の感知メカニズムを探索しようと、皮膚の中の、これまでその機能が報告されてきた神経感覚器が関与しているかどうか調べられたという。しかし、答えは見つからなかった。「傳田さんが仰せの表皮ケラチノサイトが感知しているのかもしれませんね」と言って下さった。今後の研究が楽しみだ。

おそらく、ぼくの祖父母、その前の世代の人が、突然、現代社会にタイムスリップしたら、あるいは森や小川に囲まれた生活をしている人が都市生活を始めたら、大きなストレスを感じるだろう。

生命が誕生して以来、その身体の表面を覆う皮膚、それが環境と語り合いながら、様々な生物がそれぞれの進化を続けてきた。特に人間は、陸に棲む動物の中でも、多様な感覚を持つ表皮を直接、環境に接触させ、それによって進化してきた奇妙な動物だ。しかも似た種も亜種もいない一種だけの動物だ。それが地球上全体に広がり、環境を変え、その数の上では繁栄している。しかし、この2世紀ほどの歴史を眺めてみると、未来に不安を覚えることもある。今一度、風に吹かれて、その特異な進化を始めた祖先のこころに戻ってみてもよいのではないか、そう考える。

あとがき

大学では物理化学を学んだぼくは、自ら望んだわけではなかったのですが、皮膚の研究を30年前に始めました。それを続けられたのは、勤務先であった資生堂でいっしょに研究した人たち、研究を応援してくださった方たち、外部研究機関で共同研究を進めていただいた方々のおかげです。また2010年からは国立研究開発法人科学技術振興機構のCRESTというプロジェクトに採択され、数学者や物理学者の方々と共に、様々な研究を展開できたのも幸いでした。関係者の方々に感謝申し上げます。

本書で使ったメラノサイト、ランゲルハンス細胞、皮膚内神経線維の写真は傳田澄美子博士の撮影によるものです。また三葉虫や古代魚の化石は著者のコレクションです。

この本では進化論をテーマにしたので、それらの研究の多くは語れませんでした。でも皮膚にはまだまだ驚くべき現象、不思議がいっぱいあります。機会があれば、あらためて、それらの研究をまとめてお目にかけるチャンスがあることを期待しています。

最後に、この本の企画から編集に至るまで、ときどき途方に暮れる著者を励まし、進むべき方向を示してくださった河出書房新社の高野麻結子さんにも感謝申し上げます。

＊著者ホームページ
https://m-denda.wixsite.com/denda

文献一覧

全般について参考にした書籍

Roberts A. eds (2018) Evolution. The Human Story 2nd edition Penguin Random House

マイケル・J・ベントン他 監修、小畠郁生 日本語版総監修(2020)『生物の進化大図鑑』河出書房新社

ケニス・マーフィ、ケイシー・ウィーバー著、笹月健彦、吉開泰信監訳(2019)『免疫生物学』南江堂

はじめに

[1] Green R.E. et al. (2010) Science 328:710-722

[2] Huber M. et al. (2005) J Invest Dermatol 124:998-1000

[3] Paladini R.D. et al. (1996) J Cell Biol 132:381-397

[4] Lowenstine L.J. (2016) Vet Pathol. 53:250-276

[5] Sutoh Y. et al. (2018) Front. Immunol 9:1059

[6] Domínguez-Andrés J. et al. (2019) Trends in Immunology 40:1105-1119

[7] Denda M. (2012) In "Atopic Dermatitis" eds. J Esparza-Gordillo In Tech, 197-212

[8] Denda M. (2016) In "Skin Stress Response Pathways: Environmental Factors and Molecular Opportunities" eds. Georg T. Wondrak. Springer, 403-414

[9] Pruszynski J.A. et al. (2014) Nat Neurosci 17:1404-1409

[10] Pang Z. et al. (2015) Pain 156:656-665

[11] Takei T. et al. (2013) Exp Dermatol 22:662-664

[12] Denda S. et al. (2012) Exp Dermatol 21:535-537

第1章

[1] Dodd M.S. et al. (2017) Nature 543:60-64

[2] Bengtson S. et al. (2017) Nat Ecol Evol 1:0147

[3] Albani A.E. et al. (2010) Nature 466:100-104

［4］Bengtson S. et al.（2017）PLoS Biol 15:e2000735
［5］Brain C.K.B.（2012）S. Afr. J. Sci. 108:1-8
［6］Ting S.B. et al.（2005）Science 308:411-413
［7］Bobrovskiy I. et al.（2018）Science 361:1246-1249
［8］Srivastava M. et al.（2008）Nature 454:955-960
［9］Hou X.G. et al.（2002）Proc. R. Soc. Lond. B 269:1865-1869
［10］Vinther J. et al.（2017）Nature 542:471-474
［11］Smith M.R. et al.（2010）Nature 465:469-472
［12］Qu Q. et al.（2015）Nature 526:108-111
［13］松井正文（1996）『両生類の進化』東京大学出版会 7-9
［14］Barbi M. et al.（2019）PeerJ 7:e7875
［15］Bell P.R. et al.（2020）Current Biology 30:R1068-R1070
［16］Jones M.E.H. et al.（2009）Proc. R. Soc. B 276:1385-1390
［17］Macchi M.M. et al.（2004）Frontiers in Neuroendocrinology 25:177-195
［18］Ruben J.A. et al.（2003）Physiological and Biochemical Zoology 76:141-164
［19］Luo Z. et al.（1995）Journal of Vertebrate Paleontology 15:113-121
［20］Luo Z. et al.（2002）Acta Palaeontologica Polonica 47:1-78
［21］Maor. et al.（2017）Nat Ecol Evol 1:1889-1895
［22］Berta A.（1994）Science 263:180-181
［23］Simmons N.B. et al.（2008）Nature 451:818-821

第2章

［1］Roberts P. et al.（2018）Nature Human Behavier 2:542-550
［2］Racial & Ethnic Distribution of ABO Blood Types Bloodbook.com
［3］Li J. et al.（2020）Br J Haematology 190:24-39
［4］Marzke M.W.（1992）Hand Clin 8:1-8
［5］Harmand S. et al.（2015）Nature 521:310-315
［6］Rogers A.R.（2004）Curr Anthropol 45:105-108

[7] Wheeler P.E. (1984) J Hum Evol 13:91-98
[8] Watanabe H. et al. (2009) Develop. Growth Differ 51:167-183
[9] Denda M. et al. (2001) Biochem Biophys Res Commun 285:1250-1252
[10] Inoue K. et al. (2002) Biochem Biophys Res Commun 291:124-129
[11] Denda M. et al. (2008) J Invest Dermatol 128:1335-1336
[12] Denda M. et al. (2002) J Invest Dermatol 118:65-72
[13] Lisi A. et al. (2006) Electromagn Biol Med 25:269-280
[14] Denda M. et al. (2010) Br J Dermatol 162:503-507
[15] Tsutsumi M. et al. (2010) J Invest Dermatol 130:1945-1948
[16] Tsutsumi M. et al. (2011) Exp Dermatol 20:839-840
[17] Ikeyama K. et al. (2013) Skin Res Tech 19:346-351
[18] Boutin A.T. et al. (2008) Cell 133:223-234
[19] Goto M. et al. (2010) J Cell Physiol 224:229-233
[20] Busse D. et al. (2014) J Invest Dermatol 134:2823-2832
[21] Denda M. (2011) Exp Dermatol 20:943-958
[22] Denda M. et al. (2018) Anthropology 6:1000199
[23] Zhu H. et al. (2018) Cell 173:1716-1727
[24] Hochner B. (2008) Current Biology 18:R898
[25] Chiao C.C. (2015) J Comp Physiol A Neuroethol Sens Neural Behav Physiol 201:933-945
[26] von der Emde G. et al. (2002) J Physiol (Paris) 96:431-444
[27] Bhagwandin A. et al. (2017) Frontiers in Neuroanatomy 11:74
[28] Lyras G.A. et al. (2018) Brain, Behavior and Evolution 92:167-181
[29] McNab B.K. et al. (1989) The American Naturalist 133:157-167
[30] Terada M. et al. (2016) PLoS ONE 11:e0150801
[31] Stewart M.E. (1991) Adv Lipid Res 24:263-301
[32] Nakata S. et al. (2015) Colloid Surfaces B, Biointerfaces 136:594-599
[33] Fluhr J.W. et al. (2003) J Invest Dermatol 120:728-737

[34] Shannon J.F. (2020) Medical Hypotheses 134:109412
[35] Kamberov Y.G. (2018) J Hum Evol 125:99-105
[36] Beier K. et al. (2005) Histochem Cell Biol 123:61-65
[37] Kamberov Y.G. (2015) Proc Natl Acad Sci USA 112:9932-9937
[38] Feldman Y. et al. (2008) Phys Rev Lett 100:128102
[39] Betzalel N. et al. (2018) Environmental Research 163:208-216
[40] Maeda T. et al. (2010) IEEE Transactions on Geoscience and Remote Sensing 48:1768-1776
[41] Hublin J. et al. (2017) Nature 546:289-292
[42] Barham L.S. et al. (2002) Curr Anthropol 43:181-190
[43] Rifkin R.F. et al. (2015) PLoS ONE 10:e0136090
[44] Lin M. et al. (2018) Proc Natl Acad Sci USA 115:13324-13329
[45] Kittler R. et al. (2003) Curr Biol 13:1414-1417
[46] Joaquín Rodríguez-Vidal J. et al. (2014) Proc Natl Acad Sci USA 111:13301-13306
[47] Henshilwood C.S. et al. (2018) Nature 562:115-118
[48] Hoffmann D.L. et al. (2018) Science 359:912-915
[49] Kuhlwilm M. et al. (2016) Nature 530:429-433
[50] Aubert M. et al. (2018) Nature 564:254-257
[51] Enard W. et al. (2002) Nature 418:869-872
[52] Evans P.D. et al. (2005) Science 309:1717-1720
[53] Shea J.J. (2017) "Stone tools in human evolution" Camridge Univ. Press 84-109
[54] Bohn M. et al. (2019) Proc Natl Acad Sci USA 116:26072-26077

第3章

[1] Elias P.M. (1983) J Invest Dermatol 80:44s-49s
[2] Yamanishi H. et al. (2019) J Invest Dermatol 139:352-359
[3] Honda H. (1996) J Invest Dermatol 106:312-315
[4] Christophers E. & Kligman A. (1964) J Invest Dermatol 42:407-409
[5] Baker H. & Kligman A. (1967) Arch Dermatol 96:441-452

［6］ Tagami H. et al. （1980） J Invest Dermatol 75:500-507
［7］ Elias P.M. （1975） J Cell Biol 65:180-191
［8］ Grubauer G. et al. （1989） J Lipid Res 30:323-333
［9］ Elias P.M. et al. （2013） J Hum Evol 64:687-692
［10］ Gunathilake R. （2009） J Invest Dermatol 129:1719-1729
［11］ Hatano Y. et al. （2009） J Invest Dermatol 129:1824-1835
［12］ Gautam P. et al. （2015） Mol. Biol. Evol. 32:555-573
［13］ Ya-Xian Z. et al. （1999） Arch Dermatol Res 291:555-559
［14］ Tagami H. （2008） Int J Cosmet Sci 30:413-434
［15］ Denda M. et al. （2008） J Invest Dermatol 128:1335-1336
［16］ Tsutsumi M. et al. （2009） Exp Dermatol 18:567-570
［17］ Barker A.T. et al. （1982） Am J Physiol 242:R358-R366
［18］ Denda M. et al. （2002） J Invest Dermatol 118:65-72
［19］ Denda M. et al. （2010） Br J Dermatol 162:503-507
［20］ Denda M. et al. （2002） J Invest Dermatol 119:1041-1047
［21］ Paquet F. et al. （1998） Maturitas 28:221-227
［22］ Tsutsumi M. et al. （2007） Br J Dermatol 157:776-779
［23］ Nataka S. et al. （2011） Bull Chem Soc Japan 84:283-289
［24］ Katsuta Y. et al. （2005） J Invest Dermatol 124:1008-1013
［25］ Nakata S. et al. （2017） Bull Chem Soc Japan 90:801-806
［26］ Denda M. et al. （1994） Arch Dermatol Res 286:41-46
［27］ Denda M. （2011） Exp Dermatol 20:943-944
［28］ Umino Y. et al. （2019） Arch Dermatol Res 311:317-324
［29］ Umino Y. et al. （2021） Skin Res Tech in press
［30］ Kawai E. et al. （2008） Exp Dermatol 17:688-692
［31］ Lee S.H. et al. （1992） J Clin Invest 89:530-538
［32］ Denda M. et al. （1999） Arch Dermatol Res 291:560-563
［33］ Pallon J. et al. （1996） Cell Mol Biol 42:111-118
［34］ Mauro T. et al. （1998） J Invest Dermatol 111:1198-1201
［35］ Denda M. et al. （2000） Biochem Biophys Res Commun 272:134-137
［36］ Denda M. et al. （2001） Biochem Biophys Res Commun 284:112-

117
［37］Denda M. et al.（2010）Exp Dermatol 19:e124-e127
［38］Denda M. et al.（2005）Skin Pharmacology and Physiology 18:36-41
［39］Fuziwara S. et al.（2004）Br J Dermatol 151:557-564
［40］Kumamoto J. et al.（2013）Exp Dermatol 22:421-423
［41］Hara M. et al.（1993）Journal of Geriatric Dermatology 1:111-120
［42］Ghadially R. et al.（1995）J Clin Invest 95:2281-2290
［43］Denda M. et al.（2003）J Invest Dermatol 121;1557-1558
［44］Kawai E. et al.（2011）Exp Dermatol 20:757-759
［45］Denda S. et al.（2017）Exp Dermatol 26:276-278

第4章

［1］Litman GW. et al.（2010）Nat Rev Immunology 10:543-553
［2］Nakatsuji T. et al.（2017）Sci Transl Med 9:eeah4680
［3］Nakatsuji T. et al.（2018）Sci Adv 4:eaao4502
［4］Councill S.E. et al.（2016）Proc. R. Soc. B 283:20152586
［5］Voorhies A.A. et al.（2019）Sci Rep 9:9911
［6］Jiang X. et al.（2012）Nature 483:227-231
［7］Wood L.C. et al.（1992）J Clin Invest 90:482-487
［8］Denda M. et al.（1996）Arch Dermatol Res 288:230-238
［9］Lebre M.C. et al.（2007）J Invest Dermatol 127:331-341
［10］Gober M. et al.（2008）Curr Dir Autoimmu 10:1-26
［11］Hibino T. et al.（2006）Developmental Biology 300:349-365
［12］Murata S. et al.（2018）Nat Immun 19:923-931
［13］Li L.Y. et al.（2004）Dermatologic Therapy 17:219-223
［14］Kapp F.G. et al.（2018）Nature 558:445-448
［15］Tonegawa S.（1983）Nature 302:575-581
［16］Bartl S. et al.（2003）Immunogenetics 55:594-604
［17］Ortiz M. et al.（2008）Genes and Immunity 9:483-492
［18］Rotival M. et al.（2020）Genome Biology 21:3

第5章

[1] Rycroft R.J.G. et al.（1980）Contact Dermatitis 6:488-492
[2] Denda M. et al.（1998）J Invest Dermatol 111:858-863
[3] Denda M. et al.（1998）J Invest Dermatol 111:873-878
[4] Ashida Y. et al.（2001）Br J Dermatol 144:238-243
[5] Hosoi J. et al.（2000）Contact Dermatitis 42:81-84
[6] Ashida Y. et al.（2003）Br J Dermatol 149:240-247
[7] Sato J. et al.（2002）J Invest Dermatol 119:900-904
[8] Kikuchi K. et al.（2003）Dermatology 207:269-275
[9] Ishizaka K. & Ishizaka T.（1966）J Immunol 97:75-85
[10] Folkerts G. et al.（2000）Immunology Today 21:118-120
[11] Lynch S.J. et al.（2016）Pediatrics 138:e20160443
[12] Schröder P.C. et al.（2017）Allergy 72:604-615
[13] Ito M. et al.（2019）J Dermatol 46:515-521
[14] Kim J.E. et al.（2019）J Clin Med 8:444
[15] Palmer C.N.A. et al.（2006）Nat Genetics 38:441-446
[16] Ipponjima S. et al.（2020）Sci Rep 10:5515
[17] On H.R. et al.（2017）Yonsei Med J 58:395-400
[18] Thyssen J.P. & Elias P.M.（2017）Genome Biol. Evol 9:900-901
[19] Kikuchi K. et al.（2006）Clin Lab Invest 23:109-113
[20] Elias P.M. et al.（2008）J Allergy Clin Immunol 121:1337-1343
[21] Denda M. et al.（1996）Arch Dermatol Res 288:230-238
[22] Shelley W.B. & Arthur R.P.（1957）AMA Arch Derm 76:296-323
[23] Matthias J. et al.（2019）Sci Transl Med 11:eaau0683
[24] Ishiuji Y. et al.（2009）Br J Dermatol 161:1072-1080
[25] Tsutsumi M. et al.（2016）Br J Dermatol 174:191-194
[26] Jeong S.K. et al.（2008）J Invest Dermatol 128:1930-1939
[27] Kumamoto J. et al.（2016）Arch Dermatol Res 308:49-54
[28] Nakanishi S. et al.（2018）Sci Rep 8:15610
[29] Wilson S.R. et al.（2013）Cell l 155:285-295

［30］ Kumamoto J. et al. (2015) Biochem Biophys Res Commun 465:26-29
［31］ Tsutsumi M. et al. (2016) Am J Dermatopath 38:363-364
［32］ Cutler R.G. (1991) Am J Clin Nutr 53:373S-379S
［33］ Johnson R.J. et al. (2009) J Comp Physiol B. 179:67-76
［34］ Kuo C.S. et al. (2004) Eur J Clin Nutrition 58:312-316
［35］ Kitagawa Y. et al. (2017) Nat Immunol 18:173-183
［36］ Ishida Y. et al. (1992) The EMBO J 11:3887-3895
［37］ Iwai Y. et al. (2002) Proc Natl Acad Sci USA 99:12293-12297
［38］ Kodama A. et al. (1999) J Allergy Clin Immunol 104:173-176
［39］ Arima M. et al. (2005) J Dermatol 32:160-168
［40］ Garg A. et al. (2001) Arch Dermatol 137:53-59
［41］ Denda M. et al. (2000) The Autonomic Nervous System 37:419-424
［42］ Denda M. et al. (2000) Am J Physiol 278:R367-R372
［43］ Aberg K.M. et al. (2007) J Clin Invest 117:3339-3349
［44］ Takei K. et al. (2013) Exp Dermatol 22:662-664
［45］ Denda M. et al. (1996) Arch Dermatol Res 288:230-238
［46］ Inoue K. et al. (2007) J Invest Dermatol 127:362-371
［47］ Denda M. et al. (2013) Medical Hypothesis. 80:194-196
［48］ Tyring S. et al. (2006) Lancet 367:29-35

第6章

［1］ Denda M. et al. (2011) Advances in Experimental Medicine and Biology 704:847-860
［2］ Denda M. et al. (2001) Biochem Biophys Res Commun 285:1250-1252
［3］ Peier A.M. et al. (2002) Science 298:2046-2049
［4］ Chung M.K. et al. (2003) J Biol Chem 278:32037-32046
［5］ Tsutsumi M. et al. (2011) Exp Dermatol 20:839-840
［6］ Denda M. et al. (2010) Exp Dermatol 19:791-795
［7］ Tsutsumi M. et al. (2010) J Invest Dermatol 130:1945-1948

[8] Pang Z. et al. (2015) Pain 156:656-665
[9] Denda M. et al. (2007) J Invest Dermatol 127:654-659
[10] Denda M. et al. (2010) J Invest Dermatol 130:1942-1945
[11] Tsutsumi M. et al. (2009) Exp Dermatol 18:567-570
[12] Denda M. et al. (2006) Exp Dermatol 15:455-460
[13] Denda M. et al. (2010) Exp Dermatol 19:e124-e127
[14] Oohashi T. et al. (2006) Brain Res 1073-1074:339-347
[15] Denda M. et al. (2010) Br J Dermatol 162:503-507
[16] Busse D. et al. (2014) J Invest Dermatol 134:2823-2832
[17] Nakanishi S. et al. (2021) Biochem Biophys Res Commun 548:1-6
[18] Ikeyama K. et al. (2013) Skin Res Tech 19:346-351
[19] Denda M. (2016) Extreme Physiology & Medicine 5:11
[20] Tsutusmi M. et al. (2009) Cell Tissue Res 338:99-106
[21] Goto M. et al. (2010) J Cell Physiol 224:229-233
[22] Moehring F. et al. (2018) eLife 7:e31684
[23] Boutin A.T. et al. (2008) Cell, 133:223-234
[24] Lisi A. et al. (2006) Electromagnetic Biology and Medicine 25:269-280
[25] Ikeyama K. et al. (2010) J Invest Dermatol 130:1158-1166
[26] Denda S. et al. (2012) Exp Dermatol 21:535-537
[27] Takei K. et al. (2013) Exp Dermatol 22:662-664
[28] Pruszynski J.A. (2014) Nature Neuroscience 17:1404-1409
[29] Denda M. et al. (2014) J Acupunct Meridian Studies 7:92-94
[30] Denda M. et al. (2002) J Invest Dermatol 119:1034-1040
[31] Denda M. et al. (2002) J Invest Dermatol 119:1041-1047
[32] Fuziwara S. et al. (2003) J Invest Dermatol 120:1023-1029
[33] Denda M. et al. (2003) J Invest Dermatol 121:142-148
[34] Denda M. et al. (2003) J Invest Dermatol 121:362-367
[35] Fuziwara S. et al. (2005) J Invest Dermatol 125:783-789
[36] Abdo H. et al. (2019) Science 365:695-699
[37] Mandelbrot B. (1982) "Fractal Geometry of Nature" W.H.

Freeman and Co. 151-276
[38] Turing A.M. (1952) Phil. Trans. R. Soc. Lond. B 237:37-72
[39] Kondo S. et al. (1995) Nature 376:765-768
[40] Bejan A. (2015) J Heat Transfer 137:061003
[41] Kittler R. et al. (2003) Curr Biol 13:1414-1417
[42] Hochner B. (2012) Current Biology 22:R887-R892
[43] Ogura A. et al. (2004) Genome Research 14:1555-1561
[44] Packard A. (1972) Biological Reviews 47:241-307
[45] 矢野忠ほか(1990)全日本鍼灸学会雑誌 40:343-350
[46] Potts R. et al. (2010) What Does It Mean To Be Human? National Geographic Society 137
[47] Everett C. et al. (2015) Proc Natl Acad Sci USA 112:1322-1327
[48] Conard N.J. et al. (2009) Nature 460:737-740
[49] Grosman L. et al. (2008) Proc Natl Acad Sci USA 105:17665-17669
[50] Yukawa H. (1935) Proceedings of the Physico-Mathematical Society of Japan 17:48-57
[51] Lattes C.M.G. et al. (1947) Nature 159:694-697
[52] Einstein A. (1911) Annalen der Physik (Leipzig) 340:898-908
[53] Eddington A. S. (2012) The Crucial Phenomena. In A. S. Eddington (Ed), Report on the Relativity Theory of Gravitation the Physical Society of London (48-58). London,UK:Forgotten Books
[54] Landau E. (2019) https://www.nasa.gov/mission_pages/chandra/news/black-hole-image-makes-history
[55] Kobayashi Y. et al. (2016) J Theor Biol 397:52-60
[56] Kobayashi Y. & Nagayama M. (2016) Mathematical Model of Epidermal Structure. In R. S. Anderssen et al. (Eds.), Applications + Practical Conceptualization +Mathematics= Fruitful Innovation, Mathematics for Industry (11:121-126). Tokyo, Japan:Springer
[57] Kumamoto J. et al. (2018) Sci Rep 8:17999
[58] Arakawa N. et al. (2019) Genome Biol Evol 13:613-628

[59] Melis A.P. et al. (2016) Psychological Science 27:987-996
[60] Fairhurst M.T. et al. (2018) Sci Rep 8:15604

河出新書 030

サバイバルする皮膚《ひふ》

思考《しこう》する臓器《ぞうき》の7億年史《おくねんし》

二〇二一年五月二〇日 初版印刷
二〇二一年五月三〇日 初版発行

著者 傳《でん》田《だ》光洋《みつひろ》
発行者 小野寺優
発行所 株式会社河出書房新社
〒一五一-〇〇五一 東京都渋谷区千駄ヶ谷二-三二-二
電話 〇三-三四〇四-一二〇一［営業］／〇三-三四〇四-八六一一［編集］
https://www.kawade.co.jp/
マーク tupera tupera
装幀 木庭貴信（オクターヴ）
印刷・製本 中央精版印刷株式会社
Printed in Japan ISBN978-4-309-63131-8

共鳴する未来

データ革命で生み出すこれからの世界

宮田裕章
Miyata Hiroaki

ビッグデータで変わりゆく自由、プライバシー、貨幣
といった「価値」を問い直し、
個人の生き方を原点に共に生きる社会へ——
新しい社会ビジョンを牽引する
データサイエンティストによる、
私たちの「生きる」を再発明するための提言。
山本龍彦氏、安田洋祐氏、大屋雄裕氏との対談も収録。

ISBN978-4-309-63121-9

河出新書
020

一億三千万人のための『論語』教室

高橋源一郎
Takahashi Genichiro

『論語』はこんなに新しくて面白い!
タカハシさんによる省略なしの
完全訳が誕生!
社会の疑問から、人間関係の悩み、
「学ぶこと」の意味から「善と悪」まで。
あらゆる「問い」に孔子センセイが答えます!

ISBN978-4-309-63112-7

河出新書
012

進化の法則は
北極のサメが知っていた

渡辺佑基
Watanabe Yuuki

2016年、北極の深海に生息する謎の巨大ザメ、
ニシオンデンザメが400年も生きることがわかり、
科学者たちの度肝を抜いた。
彼らはなぜ水温ゼロ度という過酷な環境で
生き延びてこられたのか?
気鋭の生物学者が「体温」を手がかりに、
生物の壮大なメカニズムに迫る!

ISBN978-4-309-63104-2

河出新書
004